CONSULTATIONS ET FORMULAIRE

DE

THÉRAPEUTIQUE GYNÉCOLOGIQUE

CONSULTATIONS ET FORMULAIRE

DE

THÉRAPEUTIQUE GYNÉCOLOGIQUE

PAR

Le Dr MARCEL SÉNÉCHAL

Chirurgien assistant de la Maison départementale
de la Seine

PARIS

DIRECTION :
9, Rue d'Assas, 9

A. MALOINE, Éditeur
25 et 27, Rue de l'École-de-Médecine

1910

CONSULTATIONS ET FORMULAIRE

DE

THÉRAPEUTIQUE
GYNÉCOLOGIQUE

PAR

Le Dr MARCEL SÉNÉCHAL

**Chirurgien assistant de la Maison départementale
de la Seine**

Préface de M. le Dr EMILE REYMOND
Chirurgien de la Maison départementale de la Seine

PARIS

C. DE CHARMOY, Editeur

9, Rue d'Assas, 9

1910

PRÉFACE

L'art médical s'est, à notre époque, subdivisé en un si grand nombre de spécialités et chacune de celles-ci a pris un tel développement qu'il paraît indispensable, à première vue, de confier le soin de sa santé à une série de spécialistes indépendants et paraissant même s'ignorer les uns les autres.

En pratique il en est autrement : une famille accorde sa confiance à un médecin et c'est à lui à présenter des connaissances assez étendues pour n'être ignorant d'aucune spécialité et savoir dans chacune d'elles distinguer les cas qu'il est à même de traiter et ceux qu'il doit confier aux spécialistes.

Parmi ces chapitres spéciaux de la médecine, la gynécologie est peut-être celui qu'il est le plus dangereux d'ignorer. Qui de nous n'a pu juger les conséquences d'un examen tardif ou mal fait : tumeur maligne devenue inopérable, rupture de grossesse tubaire, accident au cours d'une grossesse utérine méconnue.

En contribuant à éviter de pareilles erreurs, en permettant d'autre part, à tout médecin de donner à ses malades les soins qu'il leur doit, le docteur Sénéchal fait œuvre utile.

*Il renseigne assez sur le mode habituel d'un exa-
men complet pour éviter toute tendance à le différer.*

*Il indique brièvement, d'après les symptômes
fonctionnels et suivant la région atteinte, les
affections auxquelles il faut tout d'abord songer :
l'étude approfondie de ces affections ne rentre pas
dans les limites du cadre que l'auteur a su se tracer.*

*La thérapeutique y est présentée sous la même
forme pratique : très documentée alors qu'il s'agit
d'une lésion dont le médecin traitant peut entre-
prendre la cure, elle se contente d'indications
courtes et précises alors qu'il s'agit d'interventions
dont l'exécution reviendra au chirurgien.*

*Est-ce à dire que celui-ci ne doit retirer aucun
bénéfice de l'ouvrage aujourd'hui publié ? Quel
est celui d'entre nous, familiarisé avec les grandes
interventions qui ne se soit trouvé parfois à court
de formules alors qu'il s'agissait d'un eczéma
génital ou de telle autre affection, qui, tout en ne
réclamant aucun acte opératoire, n'en relève pas
moins de la gynécologie ?*

*Bien lui en prendra d'avoir sous la main le
livre qui paraît aujourd'hui, livre sans prétention,
fait d'expérience, de savoir et de bon sens.*

Docteur Emile REYMOND.

AVANT-PROPOS

Le manuel que nous présentons au public médical ne possède aucune prétention didactique.

Nous avons simplement voulu y condenser un certain nombre de renseignements pouvant être utiles à ceux de nos confrères qui ne pratiquent pas journellement la gynécologie. C'est un aide-mémoire poursuivant le but de préciser la conduite à tenir en présence des cas de pratique courante.

Nous l'avons divisé en trois parties, précédées elles-mêmes de quelques notions générales : La première partie passe en revue les affections des organes génitaux externes. — La deuxième étudie les organes génitaux internes.

Dans la troisième partie, nous avons réuni les formules éparses du cours de l'exposé des traitements.

Dans chaque partie, nous nous sommes efforcé de suivre l'ordre anatomique.

Nous avons fait précéder, dans chaque chapitre, les indications thérapeutiques des notions étiologiques, symptomatiques et diagnostiques les plus caractéristiques de la maladie dont il s'agit. Cette manière de faire n'a aucunement la prétention de représenter une étude clinique qui sortirait du cadre de cet ouvrage.

Elles peuvent avoir l'avantage, dans la rédaction d'une ordonnance, de rappeler au praticien qu'il peut lui être utile de préciser tel caractère de l'affection tant pour l'usage que la malade peut en faire que pour retrouver lui-même des indications alors que la malade se représentera devant lui.

NOTIONS GÉNÉRALES

EXAMEN CLINIQUE
DES ORGANES GÉNITAUX DE LA FEMME

Avant de procéder à l'examen proprement dit de la malade, le clinicien se renseignera autant que possible, par un *interrogatoire* convenablement conduit, du passé génital de sa cliente.

Cet interrogatoire portera sur :

L'époque d'apparition des règles.

La façon dont celles-ci se sont comportées au point de vue de la régularité, de la fréquence, des symptômes plus ou moins douloureux qui les ont accompagnées, de leur durée habituelle.

La date de la défloration.

Les modifications qui ont pu se produire dans l'état habituel des règles depuis cette époque.

Les modifications que la malade aurait pu remarquer au point de vue d'écoulements anormaux depuis cette époque.

Si une leucorrhée est survenue, il l'interrogera sur la qualité de cette leucorrhée : abondance, sensations provoquées (douleurs, cuisson), nature de la leucorrhée (épaisse, claire, empesant ou tachant le linge, glaireuse, purulente, striée de sang).

La date du premier accouchement, s'il y en a ; la date des accouchements suivants, les phénomènes et les particularités qui ont accompagné ou suivi ces accouchements (manœuvres obstétricales, fièvre post partum, hémorragies post partum, etc.).

La date d'une ou plusieurs fausses couches, s'il y en a.

Les phénomènes et les incidents qui ont accompagné ou suivi ces fausses couches.

Les modifications qui ont pu se produire dans l'état habituel des règles depuis ces époques.

Il arrivera alors à interroger méticuleusement la malade sur les symptômes dont elle se plaint actuellement et pour lesquels elle vient consulter, sans crainte de s'appesantir sur chacun d'eux et de demander trop de détails.

Il sera ainsi conduit à pratiquer son examen objectif. Celui-ci sera *avantageusement* réalisé dans deux situations différentes de la malade : debout, les jambes légèrement écartées, et couchée, soit dans son lit, soit mieux sur la table à spéculum.

L'examen debout sera pratiqué, *lorsqu'il y aura indications*, aussi décemment que possible, par le toucher vaginal. Il est indispensable pour ne pas laisser échapper les ptoses viscérales.

L'examen objectif comporte les temps suivants :

Inspection de l'abdomen et de la vulve ;

Palpation abdominale ;

Percussion abdominale ;

Toucher vaginal ;

Examen au spéculum avec cathétérisme de l'utérus s'il y a lieu et hystéroscopie.

Toucher rectal.

L'examen est pratiqué le plus généralement en France dans la position dite gynécologique ou mieux dorso-sacrée, le dos de la malade reposant sur la table, les talons soutenus par des étriers situés à l'extrémité de barres métalliques, le siège de la malade affleurant le bord de la table, les genoux fléchis.

Inspection. L'inspection de l'abdomen peut déceler tout d'abord la présence d'une tumeur et orienter les recherches.

L'inspection de la vulve décèle les modifications de couleur, de consistance, les éruptions, les tumeurs qu'elle peut présenter. Il en est de même pour les écoulements normaux ou anormaux que l'on peut noter à sa surface. Au cours de cette inspection, il est nécessaire de déplisser et d'écarter soigneusement les grandes et les petites lèvres, d'inspecter tous les replis, l'orifice urétral, la colonne antérieure et la colonne postérieure du vagin.

Palpation abdominale. Celle-ci comportera la palpation de tout l'abdomen et permettra d'éliminer d'emblée : le *rein flottant* (ne pas oublier de le rechercher, cause d'erreur fréquente avec les affections pelviennes par les symptômes accusés par la malade), la *cholécystite*, les *entérites chroniques douloureuses* (entéro-colite muco-membraneuse et sableuse, contispation chronique), *les appendicites chroniques.*

La palpation ayant montré que l'affection est localisée vers le petit bassin on procédera à la percussion.

Percussion abdominale. Ne sera pratiquée que si la palpation a démontré la présence d'une tumeur appréciable par l'abdomen. La percussion aidera à délimiter exactement cette tumeur.

Auscultation. Sera pratiquée rigoureusement

chaque fois que l'on se trouvera en présence d'une tumeur volumineuse pouvant simuler une grossesse de plus de quatre mois 1/2.

Toucher vaginal. — Avant de pratiquer le toucher vaginal, il est utile que certains soins aient été pris :

1º Injection antiseptique de un litre de solution au moins ;

2º Evacuation de la vessie ;

3º Evacuation du rectum ;

4º Asepsie soigneuse des mains de l'opérateur.

Le toucher vaginal, se complète et se perfectionne par le palper hypogastrique combiné au toucher. Le palper hypogastrique est pratiqué à l'aide de la main laissée libre par l'examen vaginal. Le toucher vaginal lui-même est réalisé soit à l'aide de l'index seul, soit, plus efficacement, surtout par les cliniciens qui n'ont pas les doigts très longs, à l'aide de l'index et du médius accolés.

Les doigts sont lubréfiés par un corps gras, vaseline, huile d'olives stérilisées avant toute tentative d'introduction.

Les doigts introduits dans le vagin s'orientent immédiatement au contact du col utérin qu'ils recherchent tout d'abord, parfois très profondément, et dont ils apprécient la forme, la consistance, l'orientation par rapport à la filière pelvi-génitale.

Ils cherchent également à préciser la forme et l'état de l'orifice du col, en explorant successivement la lèvre antérieure et la lèvre postérieure de celui-ci.

La position de l'orifice du col sert souvent à affirmer la position du col par rapport à la filière pelvi-génitale. Les doigts alors se portant en avant du col, puis en arrière, puis successivement à droite et à gauche de celui-ci reconnaissent à ce moment les différents culs-de-sac du vagin.

Ils en notent la souplesse, la profondeur, l'effacement, l'augmentation de température.

Ils perçoivent, par leur intermédiaire, les bosselures, les masses, les œdèmes, les empâtements que peut présenter le petit bassin.

Ils délimitent le corps de l'utérus, en remarquant la consistance, la forme, la position, l'augmentation ou la diminution de volume de l'organe.

Dans toutes ces recherches, nous l'avons dit plus haut, ils sont puissamment aidés par le refoulement vers le petit bassin opéré par la main appliquée au-dessus du pubis (palper hypogastrique).

Examen au spéculum. — Le toucher vaginal

ayant fourni tous les renseignements qu'il pouvait donner, on passe alors à l'examen au spéculum. Il ne faut pas trop s'illusionner sur les renseignements fournis par cet instrument.

En général, les renseignements donnés par un toucher bien fait par un médecin exercé, sont très supérieurs aux renseignements donnés par le spéculum.

C'est ainsi que le col examiné au spéculum n'est pas fidèlement vu et qu'une extrophie d'une des lèvres du col passera complétement inaperçue au seul examen visuel.

Cependant le spéculum renseigne sur la couleur, l'aspect général de la muqueuse vaginale et de la muqueuse cervicale.

Il est, de plus, l'instrument d'accès indispensable vers la cavité de la matrice.

Celle-ci sera explorée, très prudemment toujours, *jamais en cas du moindre retard des règles*, à l'aide d'un hystéromètre en métal malléable. Avec lui on appréciera les dimensions de la cavité utérine, ses courbures ; on parviendra même quelquefois à mettre en évidence la présence de polypes ou de corps étrangers.

Une dernière méthode d'exploration, qui a vu le jour en ces dernières années et est encore loin d'être entrée dans la pratique courante est l'*hysté-*

roscopie, calquée sur la cystocopie, qui renseigne l'œil sur l'état de la cavité utérine.

L'hystéroscopie est pratiquée après dilatation préalable de l'utérus, pratique qui, souvent, fausse les appréciations qu'on en peut retirer.

Toucher rectal. — Enfin, le plus souvent, il sera bon de ne pas négliger un toucher rectal qui renseignera sur les connexions d'un utérus refoulé en arrière, ou d'une tumeur, liquide ou solide, enclavée dans le petit bassin.

Cette méthode d'exploration peut devenir indispensable dans nombre de cas de cette dernière catégorie.

Nous avons ainsi passé en revue la richesse des moyens dont nous disposons pour nous renseigner complétement sur l'état des organes génitaux de la femme. Un examen gynécologique ne donnera tous les résultats qu'on est en droit d'en attendre, qu'à la condition d'avoir rigoureusement suivi la marche générale indiquée ci-dessus.

Après chaque examen gynécologique, on pratiquera une soigneuse irrigation antiseptique des voies génitales.

Métrorragies

La métrorragie est l'exagération des phénomènes menstruels.

La métrorragie est sous la dépendance directe de l'inflammation de la muqueuse utérine. Tantôt cette inflammation est primitive, tantôt elle est secondaire à la présence d'une autre lésion des organes génitaux (corps fibreux, cancer, salpingo-ovarite, etc.).

Quelqu'artificielle que doive être une classification des métrorragies, il est avantageux de chercher à en fixer sous forme de tableau les principaux caractères cliniques.

Ces pertes peuvent être : soit l'*exagération des époques cataméniales*. Songer alors suivant l'âge de la malade :

Chez la jeune fille :

Affections générales { Anémie, affections cardiaques, affections hémorragipares.

Chez la femme en activité génitale :

Retard de règle antérieur { Fausse couche. Môle hydatiforme.

<table>
<tr><td>Pas de retard</td><td>{</td><td>*Métrite*
Fibrome
Salpingo-ovarites
Polypes
Cancer</td></tr>
</table>

Après la ménopause :

Réapparition des règles : Cancer (E. Reymond).

Les pertes peuvent apparaître *entre les époques des règles.* Penser à :

Chez la vierge : Affections générales.

Chez la femme en activité génitale : Métrite.

<table>
<tr><td>Retard de règles antérieur</td><td>{</td><td>*Salpingo-ovarite*
Fausse couche
Grossesse extra-utérine
Môle hydatiforme.</td></tr>
</table>

Après la ménopause : Cancer.

Les règles peuvent *cesser pendant quelques mois.*

Etre alors d'une prudence extrême — *s'abstenir de toute exploration instrumentale de la région génitale.* Songer toujours à la possibilité d'une *grossesse.*

Cependant, l'aménorrhée peut être symptomatique d'une anémie prononcée chez des femmes qui ont subi antérieurement des pertes très abondantes et chez les jeunes femmes claustrées.

En cas *d'aménorrhée absolue*, songer à :

Chez la vierge : Imperforation de l'hymen, Hématocolpos, Hématométrie.

Chez la femme : *grossesse.*

Troubles dans { l'intégrité de l'appareil génital, l'état normal du système nerveux, la composition normale du sang.

Ménopause.

Leucorrhée

La leucorrhée est l'exagération et l'altération morbide de la sécrétion utérine et vaginale physiologiques (Pozzi). Nous ajouterons qu'elle peut être constituée par une sécrétion pathologique de l'urètre.

Suivant son lieu d'origine, la leucorrhée présente le plus souvent des caractères spéciaux fort utiles pour diriger le diagnostic.

La leucorrhée est constituée par l'écoulement d'un liquide *fluide laiteux* qui, par dessiccation, *empèse légèrement le linge :* c'est la sécrétion normale du vagin. Prend-elle une teinte *jaune* plus ou moins *verdâtre* en restant *fluide, homogène,* cette sécrétion s'est chargée de pus et correspond à une infection du vagin.

Dans ce cas, s'assurer que l'urètre est indemne en explorant ce canal de la façon suivante : l'index, introduit le long de la paroi antérieure du vagin, appuie, par sa pulpe terminale, d'arrière en avant, en suivant la ligne médiane de la paroi. Outre une sensation douloureuse accusée par la malade au cours de cette exploration, l'observateur voit sourdre le muco-pus au niveau du méat urétral.

La leucorrhée est *blanc jaunâtre, un peu visqueuse* : c'est la sécrétion du corps utérin. Elle est *transparente,* ressemblant à du *blanc d'œuf non cuit* : c'est la sécrétion normale du col utérin.

Cette leucorrhée devient elle *jaune verdâtre* en conservant ses caractères de *viscosité* : elle représente la sécrétion pathologique du col utérin.

Tantôt l'écoulement des pertes blanches est *continu* : songer alors à la *sécrétion du vagin ;* tantôt il est *intermittent* : songer surtout à la *sécrétion utérine.*

Examiner au spéculum pour vérifier le lieu d'origine de la leucorrhée.

Ces caractères seront précieux pour diriger les investigations vers les symptômes conduisant aux diagnostics de :

Vaginite, voir ce mot.

Urétrite.
Métrite du col   } v. ces mots.
Métrite du corps utérin

La leucorrhée peut se présenter sous forme *séreuse* prenant l'aspect d'une véritable *hydrorrhée*. Songer alors au fibrome de l'utérus (voir ce mot) ou au cancer de l'utérus (voir ce mot), celui-ci reconnaissable à ce que sa sécrétion présente une odeur fétide très spéciale, et à ce que cette sécrétion est presque toujours continue, tandis que la leucorrhée séreuse du fibrome est relativement inodore et survient par flux intermittents.

PREMIÈRE PARTIE

ORGANES GÉNITAUX EXTERNES

VULVE ET PÉRINÉE

Vulvite

La vulvite est caractérisée par l'inflammation des téguments muqueux et cutanés de l'orifice extérieur des voies génitales féminines.

Symptômes :

Douleur très vive, cuisante, augmentée par le contact de l'urine et par la marche.

Suintement, parfois abondant, fétide, recouvre la région, s'écoule à la face interne des cuisses qu'il irrite. Peut atteindre l'espace interfessier et l'anus où il provoque une réaction douloureuse.

Ulcérations, le plus souvent minimes, l'accompagnent.

Adénite, inguinale qui peut suppurer.

Muqueuse, tuméfiée, œdematiée. Du pus se localise entre les grandes et petites lèvres.

Petits abcès à la racine des poils.

La fièvre peut accompagner les inflammations intenses.

L'orifice urétral participe fréquemment à l'inflammation et augmente les douleurs à la miction.

La vulvite se complique fréquemment de bartholinite.

Le gonocoque est l'élément inflammatoire le plus fréquent.

La malpropreté est souvent l'origine de la vulvite, particulièrement chez les lymphatiques et les obèses.

Chez les enfants, les oxyures peuvent être mis en cause.

Diagnostic :

Le plus souvent s'impose.

Cependant les ulcérations et l'adénite peuvent parfois laisser le clinicien hésitant entre la vulvite simple et la syphilis à la première et la deuxième période.

Traitement :

A. Période aiguë.

Repos au lit.

Irrigations abondantes à l'eau boriquée ou au permanganate de potasse à 1 pour 4000.

Lotions à l'eau blanche ou à la liqueur de La-barraque très diluée. Une cuillerée à soupe pour un 1/2 litre d'eau bouillie tiède.

Bains de siège à l'amidon.

Attouchements de la région malade avec des tampons d'ouate imbibés de :

> Nitrate d'argent...................... 1 gr.
> Eau distillée...................... 50 gr.

On pourra également appliquer en permanence sur la vulve des compresses imbibées de permanganate à 1 pour 4000 — de collargol à 1 pour 30 — de protargol à 1 pour 100.

B. Période de déclin.

Continuer les bains de siège.

Injections trois fois par jour avec :

> Sublimé........ .... 1 gr.
> Acide tartrique.................... 2 gr.
> Colorant.......................... Q. s.

pour un litre d'eau bouillie.

Permanganate de potasse à 1 pour 4000.

Coaltar saponiné, 1 cuillerée à soupe pour 1 litre.

Tanin, 1 cuillerée à soupe pour un litre d'eau bouillie.

Sécher la vulve et la saupoudrer dans tous ses replis avec une des poudres suivantes pures ou mélangées :

Tanin,

Iodoforme,

Salol,

Dermatol,

Aristol,

Poudre d'anios,

auxquelles on pourra ajouter du salicylate de bis-muth et de la poudre d'amidon.

Introduire, tous les soirs, dans le vagin, des ovules avec :

<pre>
Thigénol........................ 1 partie
Glycérine solidifiée............. 2 —
</pre>
pour un ovule n° 12.

<pre>
Salol .... 0 gr. 50
Glycérine solidifiée............. Q. s.
</pre>
pour un ovule n° 12.

<pre>
Dermatol........................ 0 gr. 50
Tanin .... 0 gr. 25
Glycérine solidifiée............. Q. s.
</pre>
pour un ovule n° 12.

Cautérisations avec des tampons d'ouate imbi-bés de solution de nitrate d'argent à :

1 pour 100 — 1 pour 50

ou :

    Chlorure de zinc..................... 1 gr.
    Eau distillée....................... 50 gr.

Interdire les mets épicés, le gibier, le vin, le café, l'alcool.

Traiter l'urétrite qui peut l'accompagner.

Evacuer les abcès aussitôt qu'ils se forment.

Ouvrir les ganglions inguinaux s'ils suppurent.

Si l'orifice de la glande de Bartholin s'enflamme, l'agrandir avec le petit couteau de Weber qui sert au débridement des points lacrymaux et le cautériser avec le crayon de nitrate d'argent.

Traiter la vag'nite, les ulcérations du col qui peuvent entretenir la vulvite.

C. — Vulvite des enfants.

Rechercher les oxyures.

Lotions abondantes et fréquentes de la vulve avec une décoction de feuilles de noyer — la liqueur de Labarraque, le permanganate à 1 gr. pour 4 litres d'eau bouillie — l'eau oxygénée à 1/3.

Saupoudrer soigneusement tous les replis vulvaires avec :

    Acide borique pulvérisé.................⎫
    Dermatol ....⎬ aa

Cautériser, si besoin, avec la solution de nitrate d'argent à 1 pour 50.

Eczéma de la vulve

Affection éminemment chronique et rebelle, survenant le plus souvent chez des femmes déjà âgées et arthritiques.

Le traitement comportera donc deux indications :

Traiter l'état général ;

Traiter la lésion elle-même.

On devra toujours *faire examiner les urines* des malades atteintes d'eczéma vulvaire. On y trouvera fréquemment du sucre ou de l'albumine.

L'eczéma peut se présenter sous forme aiguë ou chronique.

Traitement :

Le traitement de l'état général comporte :

Traitement albuminurique ou diabétique, s'il y a lieu.

Suppression momentanée de la viande, de la charcuterie, des crustacés et des poissons.

Régime exclusivement lacto-végétarien.

Laxatifs répétés toutes les 48 heures : Eau d'Hunyadi Janos, 1 verre ; Eau de Rubinat, 1/2 verre à 1 verre à Bordeaux ; Eau de Glauber, 1/2 verre ; Huile de ricin, 15 gr. ; Purgophtall, phénol phtaléine, 20 centigr. ; poudre laxative, etc. V. laxatifs.

Faire prendre, avant chacun des deux principaux repas, une semaine sur deux, dix gouttes de la solution suivante :

Arrhénal........................... 1 gr. 50
Eau distillée....................... 30 gr.

ou :

Granules de Fowler, 1 à 2 avant chaque repas.

Prendre tous les matins, à jeun, un grand verre de :

Eau de Vichy-Célestins

dont on pourra également couper le lait.

Le traitement local est variable suivant que l'eczéma est aigu ou chronique.

Eczéma aigu.

Caractérisé par: début brusque; brûlures; tuméfaction, rubéfaction intenses de la peau; apparition de très fines vésicules que l'on découvrira à jour frisant. Durée : 15 jours environ.

Appliquer sur la région douloureuse des cataplasmes de fécule de pommes de terre à laisser en permanence.

Mieux encore cataplasmes d'empois d'amidon ou amidon cuit.

Prescrire les laxatifs fréquents.

Tenter un badigeonnage léger de la région avec

une solution de nitrate d'argent au centième. Si celle-ci calme les douleurs, concentrer rapidement le titre de la solution pour arriver à une solution au vingtième.

Eczéma chronique.

Lotions au sublimé à 1 pour 1000.

Attouchements avec la solution de nitrate d'argent à 1 pour 50 que l'on concentrera rapidement à 1 pour 20.

Onctions avec la pommade :

Oxyde de zinc	2 gr.
Iodoforme............................	1 gr.
Lanoline.............................	30 gr.

ou :

Acide salicylique.....................	0 gr. 50
Oxyde de zinc........................ } ā̄ā 3 gr.
Poudre d'amidon.....................	
Vaseline.............................	20 gr.

ou :

Thigénol.............................	4 gr.
Amidon.............................. } ā̄ā 6 gr.
Oxyde de zinc.......................	
Vaseline............................ } ā̄ā 15 gr.
Lanoline.............................	

Avoir soin de bien nettoyer la peau avant chaque nouvelle application de pommade.

Si la pommade réussit mal, utiliser les poudres :

    Menthol.............................   0 gr. 50
    Oxyde de zinc..... ....⎰
    Poudre de talc.....................⎱ āā 10 gr.
    Sous-nitrate de bismuth............   50 gr.

F. S. A.

    Acide salicylique....................   1 gr.
    Oxyde de zinc.......................⎰
    Dermatol...........................⎱ āā 15 gr.

F. S A.

On a récemment préconisé le traitement par le coaltar ou goudron de houille tel qu'il est livré par les usines à gaz.

Voici comment on l'emploie :

· On déterge, par l'application de compresses d'eau bouillie, la surface à recouvrir.

Badigeonner ensuite, avec un large pinceau, le coaltar sur la région malade ; l'étaler en une couche mince.

Au niveau de la vulve, il est souvent nécessaire d'incorporer au coaltar, partie égale d'axonge fraîche.

Renouveler l'application tous les deux jours jusqu'à guérison.

Dans le cas où l'on a affaire à un eczéma infecté, on fera précéder l'application de coaltar d'un badigeonnage de la région avec une solution de bleu de méthylène à 1/200°.

Surveiller attentivement l'action des médicaments sur la peau. L'acide phénique contenu dans le coaltar est susceptible de déterminer sur la peau des nécroses superficielles atones contre lesquelles il est difficile de réagir.

Herpès de la vulve

Caractérisé par l'éruption de petites vésicules transparentes. Ces vésicules apparaissent par groupes, plus ou moins nombreux, d'où la distinction en *éruption discrète* et *éruption confluente*.

L'éruption s'accompagne toujours de *démangeaisons*, de *chaleur* et de *cuisson*.

L'éruption est précédée de la formation de plaques rouges ou de rougeurs diffuses.

A la période d'éruption succède une période d'ulcération superficielle, *polycyclique*. Elle se recouvre fréquemment d'une croûte à l'abri de laquelle la cicatrisation se fait en 10 à 15 jours.

Les ganglions inguinaux s'engorgent, mais suppurent très rarement. Cette adénite est *douloureuse* (diagnostic avec les ganglions syphilitiques non douloureux).

L'herpès de la vulve apparaît souvent dans les

jours qui précèdent les règles. L'éruption peut se reproduire à chaque période cataméniale.

Toute irritation locale, blennorrhagie, syphilis, malpropreté, peut déterminer une poussée herpétique. Nous avons vu plusieurs fois quelques vésicules d'herpès apparaître à la suite d'opérations sur les organes génitaux. Les malades avaient considéré leur toilette intime insuffisante pendant la période post-opératoire. Rentrées chez elles, elles s'étaient livrées à des savonnages et à des ablutions excessifs. La suppression de ces pratiques fit disparaître l'éruption.

Diagnostic. — Souvent difficile entre l'herpès solitaire à la période d'ulcération et le chancre syphilitique.

L'interrogatoire serré de la malade concernant l'apparition d'une vésicule peut rendre des services chez les malades qui s'observent. La notion de douleur est fort importante. L'aspect polycyclique de la lésion est pathognomonique. Cependant un chancre induré peut succéder à une éruption herpétique contaminée. Si bien qu'il est indispensable de revoir la malade plusieurs fois jusqu'à complète cicatrisation de la lésion et ne pas trop se hâter d'affirmer le caractère bénin de celle-ci.

Le chancre mou peut également être confondu avec la forme confluente de l'herpès. Cependant il

2.

s'en différencie habituellement par son fond iné-
gal, anfractueux, ses bords taillés à pic et décollés.
Le fond du chancre est recouvert de pus jaunâtre,
épais et abondant. L'adénite inguinale est volumineuse et tend à la suppuration.

Les plaques muqueuses syphilitiques ulcérées
sont d'un diagnostic souvent plus difficile. Il faudra rechercher si l'on n'en découvre pas en d'autres régions : bouche, pourtour de l'anus. La
recherche d'autres signes de syphilis : roséole,
adénite de la nuque, l'anamnèse, aiguilleront le
diagnostic.

Traitement

Nous ne reviendrons pas ici sur le traitement de
l'état général des arthritiques que nous avons
exposé plus haut (v. eczéma de la vulve), et qu'il
est important de ne pas négliger.

Traitement local. Au début, calmer les douleurs
par les applications de cataplasmes d'empois d'a-
midon ou de fécule de pommes de terre.

Bains tièdes prolongés dans lesquels on pourra
ajouter un demi-litre de solution d'acide phénique
à 2 pour 100.

Lotions tièdes à l'eau alcoolisée, ou vinaigrée.

Sécher et poudrer avec :

    Menthol..   1 gr.
    Oxyde de zinc................................. 30 gr.
    Amidon....................................... 70 gr.
    Sous-nitrate de bismuth...................... 10 gr.

ou :

    Oxyde de zinc.................................   ⎫
    Sous-nitrate de bismuth.......................   ⎬ ää .
    Iodoforme.....................................   ⎭

ou :

    Acide salicylique.............................   1 gr.
    Tanin..   2 gr.
    Poudre de talc............................... 80 gr.
    Sous-nitrate de bismuth...................... 10 gr.

Les douleurs calmées, prescrire les lotions au
permanganate à 1 pour 1000 — à la solution d'a-
cide phénique à 1 pour 100.

Faire, matin et soir, une onction avec :

    Glycérolé cadique........................... 125 gr.

ou :

    Salol..   2 gr.
    Glycérolé d'amidon.......................... 80 gr.

Poudrer par dessus avec la poudre :

    Oxyde de zinc................................   5 gr.
    Calomel......................................   1 gr.
    Salicylate de bismuth........................ 20 gr.

Si la cicatrisation tarde à se produire, pratiquer
quelques attouchements à 3 ou 4 jours d'intervalle
avec :

    Nitrate d'argent.............................   1 gr.
    Eau distillée................................ 50 gr.

Gale vulvaire

Beaucoup de malades répugnent à subir la frotte classique telle qu'elle est pratiquée à St-Louis.

Nous voulons ici donner quelques procédés qui parviendront à débarrasser les malades de leur hôte incommode en leur évitant les douleurs de la frotte.

Ces procédés de douceur devront toujours être employés chez la femme enceinte.

I. Savonnage abondant au savon noir.

Une demi-heure après rincer dans un bain.

Au sortir du bain, appliquer :

Résorcine...........................	100 gr.
Alcool à 90°.........................	4 gr.
Baume du Pérou.....................	15 gr.
Acide benzoïque	0 gr. 75
Huile de girofle.....................	II gouttes.

Renouveler le traitement matin et soir.

II. Savonnage et bain comme ci-dessus.

Enduire toutes les régions contaminées avec :

Thigénol pur.......................	300 gr.

III. Frictions, le soir, pendant 5 ou 6 jours avec :

Naphtol B..........................	10 gr.
Ether....................Q.s.	p. dissoudre
Essence de menthe..................	II gouttes.
Vaseline...........................	100 gr.

Garder la pommade pendant toute la nuit.

Le lendemain matin, bain savonneux au savon noir.

IV. Matin et soir appliquer la pommade suivante :

Gomme adragante........................	1 gr.
Fleur de soufre........................	100 gr.
Glycérine........................	200 gr.
Carbonate de soude...................	50 gr.
Teinture de benjoin	XX gouttes.

V. Chez les malades ayant la peau particulièrement sensible où chez celles dont les lésions de grattage ont déterminé des complications telles que papules de prurigo, pyodermite, ecthyma, lymphangite, eczéma, on traitera la gale en deux temps.

1er temps. Désinfection. Sédation des démangeaisons. Nettoyage de la région à l'eau bouillie chaude. Pansement avec la pâte molle :

Oxyde de zinc........................	30 gr.
Glycérolé d'amidon...................	70 gr.

Recouvrir de tarlatane non apprêtée.

Renouveler le pansement matin et soir en ayant soin de débarrasser la région chaque fois avec de l'eau bouillie chaude.

Cette période dure de 2 à 5 jours.

2e temps. Destruction de l'acare. Savonnage de 10 minutes sur tout le corps.

Bain tiède de 25 à 30 minutes.

Frictions sur tout le corps avec une compresse de tarlatane imbibée, suivant la sensibilité de la peau, de :

> Baume du Pérou pur.

ou :

> Baume du Pérou..................... 120 gr.
> Vaseline neutre .... 180 gr.

Il doit rester une couche de baume ou de pommade assez épaisse sur toute l'étendue du tégument.

Envelopper la malade dans un drap et lui laisser passer ainsi toute la nuit si possible, au minimum 4 à 5 heures.

Le lendemain soir on recommence exactement les mêmes opérations mais avec le baume du Pérou pur.

Le troisième jour on ne prescrit qu'un bain simple de nettoyage.

Les draps et le linge doivent être changés après chaque application de baume. Ils seront stérilisés par l'ébullition prolongée dans la lessive.

Faire stériliser les vêtements portés avant le traitement.

Il reste généralement encore des lésions prurigineuses dues aux lésions accompagnant la gale.

Elles seront pansées régulièrement à la pâte molle au début du traitement. Oxyde de zinc. Glycérolé d'amidon. Il est important d'attirer enfin l'attention du praticien sur le point suivant :

-- Chaque traitement nécessite l'emploi de 200 gr. de baume du Pérou pur environ.

Le baume du Pérou est un médicament cher (30 à 40 fr. le kilog.)

Il faudra donc avertir les malades que ce traitement est plus coûteux que les autres, surtout si celles-ci sont peu fortunées.

Poux du pubis

Les poux du pubis, vulgairement appelés morpions, nécessitent souvent l'intervention du médecin.

Le traitement classique par l'onguent gris répugne le plus souvent au malade qui le connaît et vient demander un autre procédé pour se débarrasser de ses hôtes.

Un procédé des plus simples, et qui donne les meilleurs résultats, est le suivant :

Le soir avant de se coucher, enduire toute la région infestée avec une bonne masse de vaseline simple.

Les insectes sont enrobés dans la masse graisseuse.

Le lendemain, pratiquer un bon nettoyage avec de l'alcool à 90° ou de l'eau de Cologne.

Deux applications de vaseline sont rarement nécessaires.

Un autre procédé consiste dans l'application sur la région pubienne, de la préparation suivante :

Pétrole lampant...................... ⎫
Baume du Pérou...................... ⎬ āā 15 gr.
Huile de laurier...................... ⎭

On fera les applications le soir et on les renouvellera jusqu'à disparition complète des parasites.

Le lendemain matin, faire un savonnage soigneux de la région.

Prurit vulvaire

Constitué par une sensation de démangeaisons cuisantes apparaissant soit sans cause apparente, soit à la suite d'une irritation provoquée par l'écoulement d'une vaginite ou d'un cancer, une éruption cutanée, la malpropreté, l'eczéma, des végétations, ou un état général : diabète, névropathie, hystérie.

On a également incriminé des sortes d'actions réflexes dont le point de départ siégerait dans une affection utérine ou annexielle.

La grossesse favorise l'apparition du prurit. Celui-ci est plus fréquent au début et à la fin de la gestation.

Symptômes :

Le prurit est continu ou intermittent, exacerbé par la chaleur du lit, se renouvelle souvent à des périodes fixes (menstruation, miction) se localise le plus fréquemment aux grandes lèvres, au clitoris et au mont de Vénus.

Le prurit vulvaire mène à l'onanisme.

Diagnostic :

Étiologique. Voir la définition.

Traitement :

Poursuivre et traiter toute cause possible signalée plus haut.

Prescrire l'analyse des urines.

Le traitement de l'affection causale réalisé (voir les chapitres correspondants), si le prurit subsiste, utiliser un des traitements suivants :

Badigeonnages locaux à l'aide d'une solution de chlorhydrate de cocaïne dans l'eau à 1 pour 10.

Applications de tampons d'ouate imbibés d'eau à 45° 50° ou au contraire de vessies de glace.

Badigeonnages légers avec une solution de nitrate d'argent dans l'eau distillée à 1 p. 20 — une solution d'acide phénique à 1 p. 30 — 1 p. 50 (ne pas les renouveler fréquemment de crainte de déterminer des escarres phéniquées).

Utiliser également : l'eau blanche, l'eau chloroformée, la liqueur de Van Swieten, l'eau vinaigrée, l'eau alcoolisée.

Les pommades :

Menthol...	3 gr.
Huile de vaseline............................	1 gr.
Lanoline......................................	20 gr.
Bromure de méthylatropine.........	0 gr. 10
Dionine............................	0 gr. 60
Vaseline...............	20 gr.

l'huile suivante :

Bi-iodure de mercure...............	0 gr. 50
Huile de ricin.........................	60 gr.

Prescrire l'électricité statique avec souffles appliqués localement ou sous forme de courant galvanique.

Traiter l'état général : arthritisme, diabète.

Interdire les excitants : café, liqueurs, charcuterie, mets épicés, poissons, crustacés, fromages fermentés.

Prescrire à l'intérieur les antispasmodiques et les nervins (voir ces mots au formulaire).

Bromure d'ammonium...............	10 gr.
Hydrate de chloral................	5 gr.
Sirop d'écorces d'oranges amères.....	90 gr.

Une cuillerée à soupe dans une infusion de feuilles d'oranger, le soir en se couchant. Une deuxième dans la nuit en cas de réveil provoqué par les démangeaisons.

Comme dernière ressource, et si le prurit est bien localisé à des portions de muqueuse ou de peau qui ne soient pas trop étendues, on pourra pratiquer l'excision suivie de sutures de ces régions douloureuses.

L'examen histologique de lambeaux ainsi prélevés n'a mis aucune lésion anatomo-pathologique en évidence.

Coccygodynie

Constituée par une douleur intense siégeant au niveau du coccyx et reconnaissant le plus souvent une des lésions suivantes :

Névralgie du plexus sacré (névrite par compression).

Affection utéro-annexielle.

Lésion du coccyx : luxation, ankylose, longueur exagérée, ostéite du coccyx.

Symptômes :

Douleur limitée au coccyx ou à son voisinage.

Réveillée par la pression, la marche, la défécation et tous les efforts.

L'exploration du coccyx se fera par le toucher rectal combiné à la palpation périnéale.

Traitement :

Rechercher et traiter les affections utéro-annexielles.

Eliminer la possibilité d'une compression du plexus sacré.

Calmer les douleur par les injections hypodermiques locales de cocaïne — 0 gr. 01 centigramme dans 1 cc. d'eau distillée, les injections de morphine.

Les applications de suppositoires belladonés :

```
Chlorhydrate de morphine.....  0 gr. 02
Extrait de belladone..........  0 gr. 02 à 0 gr. 03
Beurre de cacao...............  4 gr.
```
F. s. a. un suppositoire n° 6.

Un à deux supposiroires par 24 heures.

```
Extrait de belladone..........  0 gr. 02
Extrait d'opium...............  0 gr. 05
Beurre de cacao...............  4 gr.
```
F. s. a. un suppositoire n° 6.

Un à deux suppositoires par 24 heures.

```
Dionine.......................  0 gr. 02
Extrait de belladone..........  0 gr. 02
Beurre de cacao...............  4 gr.
```
F. s. a. un suppositoire n° 6.

Un à deux par 24 heures.

> Extrait d'hyosciamine...... *quatre milligrammes.*
> Extrait de belladone............ 0 gr. 02
> Beurre de cacao................. 4 gr.

F. s. a. un suppositoire n° 4.

Un suppositoire en cas de crises très doulou-reuses.

Révulsion locale par les pointes de feu.

Electrisation faradique sacro-coccygienne, 3 à 8 séances suffiraient.

Dans les cas où la coccygodynie reste très rebelle, ou si le coccyx est atteint d'ostéite, on obtient tou-jours la guérison radicale par l'extirpation san-glante du coccyx.

TUMEURS DE LA VULVE

Varices

Apparaissant au cours de la grossesse au niveau des grandes lèvres.

Se présentent sous forme de gros paquets bleuâtres.

Peuvent se compliquer d'hémorragies accidentelles ou spontanées capables d'entraîner la mort, et de phlébites graves.

Traitement :

Faire porter à la malade une ceinture de grossesse.

Soutenir les grandes lèvres avec un bandage en T légèrement serré sous lequel on interpose une assez forte quantité d'ouate.

Prescrire :

Teinture hydrastis canadensis... } ãã 15 gr.
    —   hamamelis virginica.... } ãã 15 gr.
Acide chlorhydrique.............. 2 gouttes.

Dix gouttes dans un peu d'eau avant chacun des deux principaux repas.

Cure à Bagnoles de l'Orne.

Si les varices ne tendent pas à s'améliorer prescrire le repos complet au lit surtout quelques jours avant l'accouchement.

S'il survient une hémorragie :

Pendant le travail, appliquer une pince à forcipressure et lier par un fil.

Après l'accouchement. Lier le vaisseau qui donne. Si l'état de la malade le permet, donner un peu de chloroforme et réséquer franchement le paquet variqueux.

Hématomes vulvo-vaginaux

Origine traumatique ou puerpérale.

Symptômes :

Origine traumatique. — Douleur aiguë subite. Apparition rapide d'une tuméfaction parfois considérable.

Origine puerpérale. — Anamnèse. Douleur moins vive. Sensation de réplétion s'irradiant vers les cuisses, l'hypogastre et la région lombaire.

L'hématome peut : se résorber, s'enkyster, se rompre, s'infecter, se gangrener.

Diagnostic. S'impose.

Traitement :

Prophylactique. Pendant la grossesse. Conseiller le repos complet pendant le dernier mois qui précède l'accouchement.

Faire porter une ceinture de grossesse.

Exercer au niveau de la vulve une compression comme pour les varices.

Eviter les efforts, la constipation.

Pendant le travail. Terminer l'accouchement le plus rapidement possible.

Curatif. Après la délivrance. Surveiller l'épanchement, faire de la compression, l'hématome se résorbe fréquemment.

Veiller à la désinfection soigneuse et à l'entretien en état de propreté de la région.

Si la résorbtion tarde, s'il y a menace de rupture ou d'infection, inciser largement, évacuer le sang épanché, faire l'hémostase s'il y a lieu. Fermer avec drainage.

Si l'infection se produit, évacuer largement, laver soigneusement, bourrer à la gaze aseptique. Renouveler le pansement tous les jours.

Végétations

Appelées aussi condylomes, papillomes et vulgairement crêtes de coq. Siègent sur tout le pourtour de la vulve, au niveau du périnée et jusqu'à la marge de l'anus.

Succèdent le plus souvent à un écoulement gonococcique ou au suintement des plaques muqueuses.

Peuvent également être la conséquence de l'écoulement leucorrhéique des femmes enceintes, surtout chez celles qui se tiennent peu propres.

S'assurer que la malade atteinte de végétations n'est pas diabétique.

Traitement :

Prophylactique. Traiter l'écoulement en cause. Soins de propreté.

Curatif. Le traitement le meilleur et le plus simple est le suivant :

Végétations peu nombreuses :

Anesthésie cocaïnique ;

Excision des végétations aux ciseaux ;

Hémostase au thermo ou au galvano-cautère. Par un point de suture s'il est nécessaire ;

Végétations multiples ou très grosses :

Donner du chloroforme ;

Gratter les végétations à la curette tranchante ;

Compléter le nettoyage de la région aux ciseaux ;

Hémostase au thermo-cautère chauffé au rouge sombre.

L'état de grossesse ne contre-indique pas l'intervention sanglante : l'avortement est exceptionnel et il est indispensable que le périnée soit débarrassé de cette source d'infection lors de l'accouchement.

Fibromes et fibro-myomes

Se pédiculisent souvent, et forment une des variétés de ces tumeurs que l'on appelait autrefois molluscum pendulum.

Ces tumeurs peuvent acquérir des dimensions considérables (tête d'enfant).

Elles peuvent s'infiltrer d'œdème, s'ulcérer et même subir la dégénérescence kystique.

Traitement :

Si la tumeur est sessile, on l'énucléera, si elle est pédiculée, il suffit de sectionner le pédicule sans que bien souvent il soit nécessaire de pratiquer aucune hémostase.

La grossesse, si l'on prévoit des difficultés au moment de l'accouchement, ne sera pas une contre-indication opératoire.

Lipomes

Les lipomes se développent dans le pannicule
graisseux des grandes lèvres ou du Mont de Vénus.
Peuvent acquérir de très grandes dimensions.

Traitement : Extirpation.

Kystes de la vulve

Les kystes de la glande de Bartholin seront étu-
diés en même temps que les abcès de cette glande.
Sur la vulve on peut rencontrer :

Au niveau des grandes lèvres : des kystes sébacés, des kystes séreux, des kystes hématiques.

Au niveau des petites lèvres : des kystes séro-
hématiques, muqueux ou graisseux.

Au niveau du clitoris : des kystes hématiques ou
sébacés.

A la périphérie du méat urinaire : des kystes
graisseux et des kystes muqueux.

Traitement :

Le seul traitement est l'exérèse qui ne comporte,
en ces régions, aucune particularité spéciale.

Polypes de l'urètre

Pour bien mettre en évidence les polypes de l'urètre, il est nécessaire de pratiquer la manœuvre que nous avons décrite pour la recherche du pus urétral. Introduire l'index le long de la partie médiane de la paroi antérieure du vagin. Comprimer l'urètre avec le doigt de la profondeur vers l'orifice urétral. Le polype fait alors saillie au niveau de l'orifice urétral.

Le point d'implantation le plus fréquent siège à la partie postéro-inférieure du canal.

Couleur rouge sombre, surface lisse, saignant facilement, tels sont leurs caractères morphologiques.

Ils déterminent souvent des douleurs au moment de la miction, des rapports sexuels et peuvent déterminer le vaginisme.

Diagnostic :

Avec la cystite, le vaginisme, la métrite.

Traitement :

Méthode lente. Mortification de la tumeur par l'application à sa base d'un fil de caoutchouc.

Méthode rapide. Ablation de la tumeur au bistouri ou aux ciseaux. Hémostase avec la pointe du thermo chauffé au rouge sombre.

Il est exceptionnel d'être obligé d'appliquer un point de catgut.

Avoir soin de ne pratiquer la cautérisation que sur le point d'implantation même du polype et non sur tout le pourtour de l'urètre, crainte de déterminer un rétrécissement du méat urinaire.

Cancer de la vulve

Le cancer primitif de la vulve est relativement rare.

Au début, les symptômes sont très effacés, souvent seul le prurit vulvaire révèle le développement de la lésion vulvaire.

L'excoriation de la tumeur se produit assez rapidement donnant naissance à un suintement séro-sanguin d'odeur caractéristique.

Les ganglions inguinaux réagissent bientôt.

La généralisation est assez rapide.

Le cancer de la vulve se complique assez tôt de phlébite ou de pleurésie.

La propagation se fait vers le rectum et la vessie, où ils engendrent des douleurs très vives, parfois la rétention d'urine.

Diagnostic :

Les végétations, les polypes du méat sont éliminés d'emblée.

Le chancre syphilitique présente les caractères suivants : ulcération ne tendant pas à l'exubérance ; ganglions inguinaux pris précocement (préfet de l'aine).

Le chancre mou présente un fond purulent typique.

Le diagnostic avec l'esthiomène a été exposé un peu plus haut.

Traitement :

L'extirpation aussi large que possible doit être réalisée le plus tôt possible.

L'ablation au thermo-cautère est actuellement tombée dans l'oubli.

On aura soin, au contraire, de combler toute région traitée par le bistouri, de reconstituer scrupuleusement le méat urinaire s'il a été touché, de suturer soigneusement toutes les surfaces avivées.

Les ganglions inguinaux seront extirpés parallèlement à la tumeur.

Les moyens palliatifs à employer contre les néoplasmes que leur étendue a rendus inopérables sont :

Le traitement par les rayons X.

Les applications de sels de radium.

Les cautérisations ignées précédées du nettoyage des bourgeons néoplasiques.

L'absorption par les poudres : dermatol, bismuth, etc., du suintement ichoreux. Le carbure de calcium peut rendre de grands services.

On prescrira des bains de siège et des lotions antiseptiques (V. antiseptiques).

On fera porter un pansement vulvaire maintenu en place par un bandage en T.

On protégera les cuisses et les aines à l'aide de vaseline appliquée sur ces régions, contre les suintements cancéreux.

Bartholinites
Kystes de la glande de Bartholin

Il est généralement admis que l'abcès de la glande de Bartholin, bartholinite, et le kyste de la glande reconnaissent une origine univoque : la blennorrhagie.

Certaines autres infections peuvent également provoquer l'obstruction du canal ou la suppuration de la glande : telles sont les infections dues au streptocoque, au staphylocoque blanc, au colibacille.

Symptômes :

Poche uni ou multiloculaire. Surface lisse, forme ovoïde à grand axe vertical. Volume d'une noix à celui d'un œuf de dinde. Tels sont les caractères communs aux kystes et aux abcès. Ces derniers s'accompagnent de douleur lancinante, rougeur des téguments, chaleur locale augmentée.

Les kystes ont tendance à devenir spontanément abcès.

Diagnostic :

Eliminer les tumeurs réductibles (hernies).

Différencier les tumeurs solides : *épiplocèles irréductibles, ovaire hernié.*

Si l'on a affaire à une tumeur liquide, éliminer :

Les kystes des grandes lèvres indépendants de la glande de Bartholin, kystes petits pouvant se réduire partiellement dans le canal inguinal, kystes non réductibles, plus gros, reliés par un pédicule au canal inguinal.

Avec les abcès éviter l'erreur ; avec les *furoncles,* il suffit d'y penser.

L'œdème de la grande lèvre qui accompagne souvent le développement d'un chancre syphilitique.

Un *chancre* syphilitique ou non, si l'abcès s'est évacué spontanément et ne laisse plus persister qu'une ulcération parfois fistuleuse.

Traitement :

Calmer tout d'abord l'inflammation, s'il y en a,

par les applications locales de compresses humides
au permanganate, ou à l'eau oxygénée.

Prescrire les bains de siège prolongés.

Repos au lit.

Le plus tôt possible pratiquer l'anesthésie locale
à l'aide de la solution suivante que l'on utilisera en
injections traçantes :

Chlorhydrate de cocaïne..........	0 gr. 125
Eau distillée.....................	25 gr.
Adrénaline......................	XXV gouttes.

L'adjonction d'adrénaline est indispensable en
tissus enflammés. Si la malade est craintive, il
vaudra mieux recourir à l'anesthésie générale, car
l'opération devra être pratiquée avec le plus grand
soin.

Inciser les téguments superficiels selon le grand
axe de la tumeur.

Disséquer celle-ci de proche en proche en prenant garde de crever la poche.

L'ablation faite, capitonner le fond de la cavité
par quelques points de suture perdus au catgut
(veiller à ne pas laisser d'espaces morts). Fermer
les plans superficiels aux crins.

Ne drainer que dans le cas où l'on ne serait pas
sûr d'avoir dépassé les tissus malades.

Dans le cas où la poche se sera rompue au cours
de la dissection, curetter soigneusement toute la

cavité. Toucher ses parois avec un tampon d'ouate imbibé de :

    Chlorure de zinc............. ....   3 gr.
    Eau distillée....................,......   20 gr.

Mettre un drain et fermer les téguments jusqu'au voisinage du drain.

Le drain sera enlevé, suivant indications, du deuxième au sixième jour après l'opération.

En cas de kystes, l'opération est souvent facilitée par le procédé suivant :

Ponctionner et vider le kyste, le laver à l'eau stérilisée chaude.

Le remplir avec du blanc de baleine rendu fluide au bain-marie. Refroidir celui-ci par l'application locale d'un sachet de glace pilée.

Disséquer et enlever le kyste.

Les procédés d'injections modificatrices entraînent souvent la suppuration.

L'incision large avec pansement à plat demande un long temps pour la guérison.

Les injections modificatrices seront rejetées systématiquement.

L'incision large ne sera considérée que comme un pis aller.

Leucoplasie de la vulve et du vagin

La leucoplasie est une affection qui survient le plus souvent chez les femmes âgées, au voisinage de la ménopause. Certains auteurs la considèrent comme de nature syphilitique. Le fait n'est pas encore définitivement élucidé.

Symptômes :

Plaques irrégulières blanchâtres, parfois unique sous forme de placard, parfois multiples reliées entre elles par des bandes de tissus présentant les mêmes caractères.

Ces plaques sont adhérentes aux tissus sous-jacents.

Elles siègent à la face interne des grandes lèvres, sur les petites lèvres, sur le clitoris et son capuchon. La propagation de la leucoplasie aux parois vaginales est exceptionnelle.

La leucoplasie vulvaire peut coexister avec une leucoplasie anale ou buccale.

Diagnostic :

Le diagnostic s'impose par la constatation des plaques.

Traitement :

Nettoyage de la région vulvaire.

Lotions, injections antiseptiques.

Rechercher et traiter la vaginite ou la métrite qui peuvent accompagner la leucoplasie.

Instituer les injections mercurielles dans le cas où l'on soupçonne la possibilité de syphilis.

En dehors de la syphilis, la guérison ne sera obtenue que par l'ablation sanglante des plaques leucoplasiques.

Œdème de la vulve

L'œdème peut survenir au niveau de la vulve :

Au cours de la grossesse.

Peu après l'accouchement (signe d'infection : escharre, phlegmon du vagin).

Dans l'anasarque généralisé.

Dans les lésions syphilitiques particulièrement lors du développement du chancre. Cet œdème peut masquer l'accident primitif. Il siège surtout au niveau des petites lèvres et envahit fréquemment le capuchon du clitoris.

Traitement :

L'œdème accompagnant la grossesse sera combattu par le repos au lit dans le décubitus horizontal. Il disparaîtra après l'accouchement.

L'œdème inflammatoire disparaîtra par le traitement de l'affection causale.

L'œdème de l'anasarque n'est qu'un épiphénomène dans une affection déterminée.

L'œdème des lésions syphilitiques disparaîtra le plus souvent par le traitement mercuriel.

Esthiomène de la vulve

Le nom d'esthiomène de la vulve, ou lupus de la vulve, a été appliqué à des lésions de nature variable ayant pour caractères communs l'hypertrophie et l'ulcération phagédénique de la vulve.

Les ganglions correspondants sont respectés.

Certains auteurs considèrent l'esthiomène comme un processus tuberculeux.

On lui reconnaît deux formes : forme ulcéreuse et forme hypertrophique.

Diagnostic :

La marche lente de l'affection, l'absence de ganglions correspondants la distinguent du cancer, des gommes syphilitiques ulcérées, du chancre phagédénique.

Traitement :

Ablation au bistouri des portions hypertrophiées.

Cautérisation des ulcères au thermo ou galvano-cautère.

On a obtenu quelques bons résultats avec les applications de teinture d'iode suivies de pulvérisations d'iodoforme, avec les applications des pommades suivantes :

    Acide salicylique..................   1 gr.
    Vaseline..........................   40 gr.
ou :
    Résorcine.........................   3 gr.
    Vaseline..........................   20 gr.
    Lanoline ....,   10 gr.

Ne pas négliger le traitement général.

Prescrire :

    Huile de foie de morue ambrée.   4 à 6 cuillerées à
      soupe par jour avant les repas.

    Liqueur de Fowler.................   60 gr.
    IV à XV gouttes par jour dans un peu d'eau en
      augmentant d'une goutte par jour jusqu'au maxi-
      mum pour redescendre ensuite d'une goutte par
      jour.

    Arséniate de soude.................   0 gr. 001
Pour un granule. N° 30.
4 à 6 granules par jour.

    Liqueur de Fowler.................   4 gr.
    Teinture de Mars tartarisée.........   8 gr.
X gouttes avant chacun des deux principaux repas dans
un peu d'eau.

Sirop iodo-tannique phosphaté. Sirop d'iodure

de fer. Sirop de raifort iodé, et tous les reconstituants (voir ce mot au formulaire).

Stations hydrominérales :

Arsénicales. — La Bourboule.

Sulfureuses. — Barèges, Cauterets, Uriage.

Ferrugineuses. — Bussang, Orrezza, Luxeuil, Forges-les-Eaux.

Chlorurées sodiques. — Salies de Béarn, Salins.

Déchirures du périnée

On distingue :

Les déchirures incomplètes et les déchirures complètes du périnée.

La déchirure incomplète se divise elle-même en deux variétés suivant que le plan musculaire périnéal a été entamé ou non.

La déchirure est dite complète lorsque le sphincter anal a été entamé et que la vulve et le rectum communiquent en un orifice unique.

Symptômes :

L'examen de la région fera constater l'étendue des désastres. Dans la déchirure complète, il y a incontinence des gaz et des matières fécales liquides. Les matières solides sont généralement retenues.

Diagnostic :

Découle de la constatation des désordres.

Traitement :

Déchirures récentes.

Reconstituer immédiatement les téguments rompus.

Appliquer pendant quelques minutes sur les téguments un tampon d'ouate imbibé d'une solution de cocaïne ou de stovaïne au 20ᵉ. On pourra compléter l'anesthésie par des injections traçantes sous-cutanéo-muqueuses correspondant aux points auxquels on enfoncera et fera ressortir l'aiguille.

Reconstituer le périnée par deux séries de sutures. La première, à points perdus sur les plans profonds, au catgut. La seconde, superficielle, à la soie plate, sur la muqueuse vaginale, aux crins de Florence sur la peau du périnée.

Déchirures anciennes.

A. — *Déchirures incomplètes.* Périnéorraphie.

1º Inciser transversalement à la jonction de la peau et de la muqueuse ;

2º Disséquer le lambeau vaginal assez haut de façon à bien mettre en évidence de part et d'autre du lambeau les muscles releveurs de l'anus.

3º Réséquer un triangle de muqueuse vaginale,

triangle à sommet profond, à base périnéale, si la muqueuse paraît être en excès.

4° Suturer *face à face* les releveurs de l'anus par points perdus au catgut ou à la soie.

5° Suturer transversalement la muqueuse vaginale en ayant soin de faufiler dans le plan musculaire reconstitué les fils de suture de façon à supprimer tout espace mort.

6° Suturer *transversalement* aux crins de Florence la plaie cutanée de façon à transformer l'incision transversale en une *cicatrice longitudinale*.

7° Affronter s'il y a lieu la muqueuse vaginale à la peau à l'aide de quelques crins. Tamponnement du vagin à la gaze. Pansement périnéal. Il n'est pas nécessaire de constiper les malades dans les jours qui suivent l'opération : on ne provoquera une première selle par un lavement qu'à partir du quatrième jour après l'intervention.

Toilettes soigneuses quotidiennes de la région ano-vulvaire.

B. — *Déchirures complètes.*

Nous décrirons ici rapidement les deux procédés les plus communément employés.

Ceux-ci seront toujours précédés d'un curettage de l'utérus et d'une amputation du col s'il y a lieu.

a) Procédé de Lawson Tait-Pozzi.

1° Incision en V passant au niveau de la jonction entre la muqueuse rectale et la muqueuse vaginale.

2° Dédoubler les deux conduits assez haut pour pouvoir abaisser le rectum jusqu'au niveau de l'anus.

3° Suturer transversalement les surfaces cruentées vers le vagin en ayant soin de prendre dans l'aiguille le plus épais possible de tissus (ce qui permet de comprendre dans la suture les plans musculaires solides du périnée).

4° Suturer transversalement la peau en ne craignant pas de donner au périnée une longueur assez considérable et en fermant le vagin le plus possible. La cicatrisation définitive a une tendance spontanée à renverser ces proportions.

5° Suturer soigneusement à points multiples la muqueuse rectale à l'orifice anal.

Soins consécutifs. Sonder la malade trois fois par jour de façon à éviter que l'urine puisse souiller le pansement.

Provoquer une première selle vers le cinquième jour, une deuxième selle vers le neuvième jour.

Faire une toilette soigneuse quotidienne de la région ano-vulvaire.

Maintenir la malade étendue pendant trois semaines.

Régime lacté pendant la première semaine.

Maintenir les jambes rapprochées l'une de l'autre.

Si un point de suppuration avait tendance à se former (élévation de la température, gonflement et œdème de la région) il serait préférable, sans attendre davantage, de faire sauter un ou deux points de suture aux points les plus menacés. Cette pratique suffira souvent à éviter de plus grands désastres et permettra fréquemment une guérison suffisante par seconde intention.

b) Procédé de Duval et Proust.

1º Incision en V analogue à la précédente.

2º Dissection soigneuse et relèvement du lambeau vaginal circonscrit, le plus haut possible.

3º Recherche et libération des muscles releveurs de l'anus.

4º Suture de ces muscles par leurs faces en leur faisant subir un mouvement de rotation d'un quart de tour sur leur axe.

5º Suture habituelle de la plaie vaginale et de la plaie cutanée. Ce procédé offre la garantie d'une solidité considérable. Il a l'inconvénient de s'opposer à la facilité d'un accouchement ultérieur. Il ne devra donc être employé que chez les femmes déjà âgées.

Ce procédé opératoire comporte les mêmes soins préliminaires et post-opératoires que le précédent.

VAGIN

Plaies de la vulve et du vagin

Les plaies sont consécutives : à l'accouchement, à une défloration brutale, à un traumatisme.

Symptômes :

Variables quant à l'étendue et au siège suivant la cause qui les a produites.

Hémorragie parfois très importante et nécessitant un secours immédiat.

Rarement délabrements considérables avec rupture de la cloison recto-vaginale, enfoncement du cul-de-sac de Douglas et issue des anses intestinales par la brêche.

Diagnostic :

Ne pas se hâter de conclure au viol, se méfier des tentatives de chantage dirigées contre l'auteur présumé du viol.

Traitement :

Réaliser le plus tôt possible le nettoyage soigneux de la région.

Réparer par des sutures en surjets ou à points séparés suivant les cas, les solutions de continuité.

Pratiquer l'hémostase par un des procédés habituels, forcipressure, ligature, sutures en masses.

Tamponner le vagin.

Pansement occlusif de la vulve avec des compresses et de l'ouate maintenus en place par un bandage en T.

Sténoses cicatricielles

Sont consécutives soit à la cicatrisation vicieuse de plaies obstétricales ou traumatiques, des plaies dues à la blessure occasionnée par un corps étranger, aux cautérisations intempestives, à la gangrène locale, à l'esthiomène de la vulve, aux ulcérations syphilitiques, aux suppurations prolongées.

Chez les vieilles femmes n'ayant plus de rapports sexuels, on trouve quelquefois un rétrécissement annulaire du vagin qui empêche le doigt explorateur de parvenir jusqu'au niveau du col.

Symptômes :

Les sténoses siègent beaucoup plus souvent *dans le vagin* qu'au niveau de la vulve.

A la suite de la sténose surviennent :

La *dysménorrhée obstructive* due à la difficulté d'écoulement du sang au dehors.

L'*hématocolpos*, l'*hématométrie* si l'oblitération est complète.

La *métrite*, par la gène apportée à l'écoulement des sécrétions normales de l'utérus.

Traitement :

Apporté soit pour permettre le coït, soit pour porter remède aux accidents de rétention, soit pour permettre le passage du fœtus au moment de l'accouchement.

A. En dehors de la grossesse.

Deux procédés : Inciser à petits coups la cicatrice et pratiquer secondairement la dilatation avec des tampons de gaze, avec des cylindres de caoutchouc durci ou de métal.

La dilatation obtenue, on laissera en place pendant quelque temps un pessaire de Hodge pour maintenir le bénéfice acquis.

Le deuxième procédé, le plus élégant, consiste dans la résection de la cicatrice avec autoplastie du vagin réalisée à l'aide de lambeaux disséqués dans le voisinage de la lésion.

Dans ce dernier cas, il faudra surveiller la cicatrice opératoire pendant quelque temps et au besoin dilater le vagin à la moindre menace de rétraction cicatricielle secondaire.

B. Pendant la grossesse.

Provoquer l'accouchement prématuré, ou essayer de détruire l'obstacle ?

Tenir compte du désir de la mère concernant la viabilité de l'enfant. La prévenir que peut-être la césarienne deviendra nécessaire au cours de l'accouchement.

On peut toujours essayer avec douceur la dilatation progressive du vagin avec ou sans incisions libératrices.

Tenir compte du ramollissement général des tissus de la filière pelvi-génitale au moment du travail.

Ne provoquer l'accouchement prématuré que si la sténose fait courir de graves dangers pour la mère.

C. Au moment du travail.

Les auteurs sont partagés sur la conduite à tenir à ce moment. Nous nous rangerons à l'avis de Pozzi et conseillerons avec lui la césarienne suivie d'hystérectomie qui conservera la vie de l'enfant et mettra la mère à l'abri de la reproduction d'une situation semblable.

Corps étrangers du vagin

On a trouvé dans cet organe les objets les plus hétéroclites, une nomenclature sera toujours incomplète.

Symptômes :

Si l'objet est lisse ; il reste longtemps sans manifester sa présence. Cependant, à la fin, les tissus en présence s'ulcèrent ; le corps étranger tend à s'enchatonner.

D'autres fois, il se recouvre d'un enduit calcaire.

Si l'objet est poreux, il s'infecte. Il détermine tout d'abord un écoulement leucorrhéique fétide, purulent. Bientôt les pertes blanches sont striées de sang ; quelquefois des hémorragies peuvent survenir. Ces hémorragies proviennent en partie de l'ulcération provoquée au niveau de la muqueuse vaginale, en partie de la métrite survenue par propagation de l'infection.

Si le corps étranger persiste durant nombre d'années, il peut s'ensuivre des rétrécissements du vagin, des collections purulentes dans le petit bassin et de la péritonite généralisée.

Diagnostic :

Quelquefois difficile.

Le toucher rectal combiné au toucher vaginal sera d'un grand secours.

L'examen sera complété par une exploration au spéculum.

L'usage d'un stylet rendra alors de grands services.

Traitement :

1° Extraire le corps étranger.

Reconnaître sa présence, sa consistance, ses dimensions, la façon dont il est fixé avec le spéculum et le toucher vaginal et rectal.

Enlever le spéculum.

Extraire à l'aide des doigts, ou d'une pince glissée le long des doigts. Parfois il est nécessaire, si le corps étranger est caché par une bride cicatricielle, de la lui faire franchir à l'aide d'un doigt introduit dans le rectum.

Une valve appliquée sur la fourchette peut souvent rendre des services. L'emploi du spéculum est généralement peu favorable.

Se souvenir que les épingles à cheveux ont le plus souvent leurs pointes dirigées vers la vulve.

Bien s'assurer que le corps étranger est libéré avant d'exercer des tractions énergiques.

2° Traiter les lésions consécutives.

Irrigations abondantes, antiseptiques de la cavité

vaginale. Traitement de la vaginite (v. ce mot) et des ulcérations par les topiques indiqués : pommades, poudres, glycérés. Pratiquer systématiquement un tamponnement à la gaze de la cavité vaginale.

Traiter secondairement la métrite concomittante.

Vaginites

Il existe plusieurs sortes de vaginites reconnaissant une étiologie et par conséquent un traitement différent. Ce sont :

1º La vaginite biennorragique aiguë et chronique.

2º La vaginite des petites filles et des vierges ; blennorragique ou non spécifique.

3º La vaginite des femmes enceintes.

4º La vaginite des vieilles femmes.

Au point de vue anatomique, la vaginite peut être :

a) granuleuse.

b) simple.

Symptômes. — **Blennorragie aiguë.**

Douleur locale. Prurit.

Pertes vaginales d'abord séreuses, puis crémeuses, enfin franchement purulentes.

Surface vaginale rugueuse, chaude et douloureuse au toucher.

Blennorragie chronique. Pas de douleur.

Ecoulement peu abondant. Doit souvent être recherché au fond des culs-de-sacs vaginaux, autour du méat urinaire.

Rechercher les traces d'une urétrite. La femme n'aura pas uriné depuis quelque temps. L'index est glissé le long de la paroi antérieure du vagin, puis avec la pulpe de ce doigt on presse de la profondeur vers l'extérieur en suivant l'urètre depuis son origine vésicale jusqu'au méat. On voit alors sourdre une gouttelette de pus.

On devra quelquefois répéter cette manœuvre deux ou trois fois de suite pour pouvoir observer un écoulement appréciable.

Un seul examen négatif n'est pas probant.

L'état général est souvent débilité par une leucorrhée abondante.

Il n'est pas rare de noter des troubles dyspeptiques.

Vaginite des vierges et des petites filles.

Souvent de nature blennorragique. Peut survenir à la suite d'une rougeole, d'une scarlatine (réceptivité plus grande).

Peut aussi être simplement due à un défaut de

propreté, particulièrement chez les enfants dites lymphatiques.

Un hymen très étroit s'opposant à l'écoulement des sécrétions normales du vagin peut être cause de pertes blanches (comparez la balanite des petits garçons atteints de phimosis congénital).

Rechercher la présence des oxyures.

Rechercher un écoulement urétral. La présence de celui-ci est en faveur de la blennorragie.

Vaginite des femmes enceintes.

Souvent de nature blennorragique également, souvent réveil d'une blennorragie mal éteinte.

Quelquefois infection par streptocoques ou staphylocoques et dans ces cas eux-mêmes peut se compliquer de végétations.

Vaginite des vieilles femmes.

Due le plus souvent à un défaut de propreté.

Diagnostic :

Blennorragie ou non ?

L'absence de constatation du gonocoque n'est pas une preuve suffisante.

La présence d'une urétrite est un bon signe de diagnostic positif.

L'ophtalmie d'un enfant est un bon signe positif.

La présence de végétations chez une femme *qui n'est pas enceinte* est également une présomption en faveur de la blennorragie.

La bartholinite coexistante est un signe de presque certitude.

Traitement :

Rechercher les causes qui peuvent entretenir la vaginite.

Pessaires. Les supprimer momentanément.

Oxyures. Traitement par savonnages de la région.

Catarrhe du col. Amputation de Schröder.

Vaginite sénile. Vaginite des femmes enceintes.

Irrigations 3 fois par jour avec deux litres d'eau bouillie chaude à laquelle on ajoutera :

Permanganate de potasse............ 0 gr. 50
pour un paquet n° 30.

Formol................................. 300 cc.
Deux cuillerées à soupe par injection.

Eau oxygénée.......................... 1 litre
Un verre à boire par injection.

Liqueur de Labarraque............... 500 cc.
Deux cuillerées à soupe par injection.

Décoction de feuilles de noyer.

Badigeonnages de la muqueuse sous le contrôle

du spéculum à l'aide d'une des solutions suivantes :

Chlorure de zinc à 4 pour 100
tous les 4 jours.

Nitrate d'argent à 1 pour 20 — 1 pour 40
tous les huit jours ou plus souvent si besoin.

Pratiquer tous les deux jours un tamponnement
soigneux de façon à bien déplisser la muqueuse
vaginale avec des tampons d'ouate montés que la
malade gardera jusqu'au lendemain matin et imprégnés d'une des préparations suivantes :

Salol	5 gr.
Tanin	5 gr.
Glycérine neutre	150 gr.

ou :

Résorcine	12 gr.
Glycérolé d'amidon	120 gr.

ou :

Acide borique	15 gr.
Acide salicylique	2 gr.
Glycérolé neutre	200 gr.

Vaginite blennorragique aiguë.

Garder le repos au lit.

Grands bains de 20 minutes de durée à 35°-36°,
une fois par jour.

Injections chaudes avec une canule très fine
(vaginisme), répétées trois fois par jour, avec deux

litres d'eau bouillie à laquelle on ajoutera un des paquets suivants :

> Permanganate de potasse............ 0 gr. 50
pour un paquet n° 30.

Avoir soin de *faire bouillir la canule avant chaque usage* pour éviter les réinoculations.

Introduire dans le vagin si possible un des ovules suivants :

> Laudanum de Sydenham............ X gouttes
> Thigénol............................. 1 gr.
> Glycérine solidifiée... Q. S. p. un petit ovule n° 6

Si les ovules ne sont pas suffisants, utiliser les suppositoires ou les lavements calmants (v. douleurs pelviennes).

Sitôt que faire se pourra, prescrire les injections avec le spéculum grillagé. Il existe dans le commerce des canules toutes montées dans le spéculum. grillagé. Cet appareil devra également être bouilli avant chaque usage.

A ce moment on pourra remplacer le permanganate par :

> Sublimé............................. 1 gr.
> Acide tartrique.................... 2 gr.
> Colorant............................ Q. S.
pour un paquet n° 20.

ou :

> Coaltar saponiné
une cuillerée à soupe par litre d'eau bouillie.

    Perborate de soude........................ 20 gr.
pour un litre d'eau bouillie.

    Sulfate de cuivre........................ 3 gr.
pour un litre d'eau bouillie.

    Résorcine........................ 10 gr.
pour un litre d'eau bouillie.

    Acide salicylique........................ 2 gr.
pour un litre d'eau bouillie.

    Naphtol B........................ 0 gr. 25
faire dissoudre dans 5 gr. d'alcool à 90°
    pour un litre d'eau bouillie.

Sitôt que le spéculum pourra être introduit, on fera des badigeonnages soigneux de toute la muqueuse vaginale en ayant soin de bien étaler les culs-de-sac vaginaux et sans excepter la cavité du col de l'utérus avec l'une des préparations suivantes :

    Nitrate d'argent........................ 1 gr.
    Eau distillée........................ 20 à 40 gr.

ou :

    Protargol........................ 1 gr.
    Eau distillée........................ 100 gr.

ou :

    Résorcine........................ 40 gr.
    Eau distillée........................ 50 gr.

Chaque badigeonnage devra être précédé d'une abstersion soigneuse de la muqueuse avec des tampons d'ouate hydrophile sèche.

Il y aura avantage lorsque les cautérisations sont très douloureuses, à les faire précéder de l'appli-

cation pendant quelques minutes de tampons
d'ouate imbibés de :

> Chlorhydrate de cocaïne............. 4 gr.
> Eau distillée....................... 80 gr.

Chaque badigeonnage sera suivi de l'introduction de bandelettes de gaze, ou de tampons d'ouate
imprégnés de :

> Ichtyol............................. 10 gr.
> Glycérine neutre.................... 300 gr.

ou :

> Dermatol........................... 20 gr.
> Glycérine neutre.................... 200 gr.

ou :

> Thigénol........................... 100 cc.
> Glycérine neutre.................... 200 cc.

Les bandelettes de gaze ou les tampons d'ouate
devront être tassés de façon à déplisser complètement la muqueuse vaginale. Ils seront laissés en
place 48 heures et changés par le médecin traitant.

Bien souvent, il sera utile de terminer le traitement par des pulvérisations dessiccatives faites à
l'aide des poudres suivantes seules ou mélangées :

> Salol............................... 10 gr.
> Tanin............................... 20 gr.
> Sous-nitrate de bismuth............. 15 gr.

Dermatol.   Orthoforme.   Poudre d'anios.
Aristol.   Iodoforme.
Ektogan.   Diiodoforme.
Europhène.   Benjoin.

Traiter en même temps l'urétrite :

Lavages quotidiens de l'urétre à l'aide d'une solution de permanganate de potasse à 1 gr. pour 4 litres d'eau bouillie tiède.

Les lavages seront faits, après avoir fait uriner la malade, à l'aide d'un bock et d'une canule de Janet.

On commencera par laver soigneusement le méat urétral et les replis qui l'entourent, puis on fera écouler 1 litre de liquide environ en lavant l'urètre sous pression modérée et en laissant refluer le liquide entre la canule et le méat.

Le reste du lavage, après élévation du bock à 1 m. 50-2 mètres au-dessus du plan où repose la malade, sera réalisé en accolant exactement la canule aux bords du méat de telle sorte que le liquide pénètre sous pression jusque dans la vessie. On introduira ainsi 150 à 250 gr. de liquide à la fois. Après chaque remplissage de la vessie, la malade sera invitée à évacuer le liquide.

On recommencera de la sorte deux ou trois remplissages de la vessie.

On prescrira en même temps les balsamiques à l'intérieur.

>   Essence de santal...................   0 gr. 25

pour une capsule n° 60.

Deux capsules le matin et deux capsules le soir.

ou :

>   Essence de térébenthine..............   0 gr. 20

pour une capsule n° 60.

Egalement deux le matin et deux le soir.

Pour augmenter la diurèse et pratiquer ainsi une sorte de lavage rétrograde de l'urètre, on se trouvera souvent bien des cachets suivants :

>   Urotropine.........................   0 gr. 50
>   Benzoate de soude..................   0 gr. 50
>   Bleu de méthylène..................   0 gr. 01

F. s. a. un cachet n° 30

Prendre trois de ces cachets chaque matin à une demi-heure d'intervalle l'un de l'autre.

Chaque cachet sera pris avec un grand verre d'eau de Vittel Grande Source.

Vaginite blennorragique chronique.

Prescrire les grands bains si les douleurs vaginales persistent.

Prescrire les grands lavages au permanganate, au sublimé ou aux autres antiseptiques comme il a été dit plus haut.

Pratiquer soi-même tous les deux jours une injection de 10 centimètres cubes de la solution suivante :

>   Acide picrique..........................   1 gr.
>   Eau distillée...........................   200 gr.

Après avoir laissé baigner pendant 5 à 10 minutes, évacuer, essorer soigneusement la muqueuse vaginale, le col et la cavité du col de l'utérus avec des tampons d'ouate.

Débarrasser ainsi les muqueuses de tout suintement.

Appliquer ensuite en bourrant légèrement, des tampons d'ouate enduits de la pommade suivante :

Dermatol.......................... } ââ 10 gr.
Iodoforme ou diiodoforme.......... }
Vaseline............................. 40 gr.

Si cette pommade était trop irritante la remplacer par la pommade suivante :

Benjoin..............................)
Cubèbe.............................. } ââ 10 gr.
Camphre.............................)
Vaseline............................. 50 gr.

Les tampons doivent être suffisamment serrés pour remplir les culs-de-sac vaginaux et déplisser complètement la muqueuse vaginale.

Les tampons sont laissés en place 24 à 48 heures.

Si la sécrétion résiste, faire des attouchements de la muqueuse vaginale soigneusement détergée avec des tampons d'ouate imbibés de :

Nitrate d'argent...................... 1 gr.
Eau distillée......................... 20 à 40 gr.

ou :

>   Chlorure de zinc...................... 4 gr.
>   Eau distillée........................ 100 gr.

Explorer soigneusement l'urètre comme il a été dit plus haut. S'assurer qu'il ne recèle plus aucun écoulement.

S'il y avait écoulement, faire des instillations avec la solution suivante *qui n'est pas douloureuse.*

>   Collargol.............................. .... 1 gr.
>   Eau distillée........................... 30 gr.

Si l'écoulement résiste, ce qui est rare, faire quelques grands lavages de l'urètre (voir plus haut) avec une solution de sublimé à 1 pour 1000.

Recourir enfin, en cas d'échec, aux instillations fort douloureuses de nitrate d'argent à 1 pour 20.

On terminera avantageusement le traitement par la pulvérisation intra-vaginale de poudres antiseptiques et dessiccatives (voir antiseptiques) telles que :

Aristol, Dermatol, Ektogan, Poudre de Benjoin, d'Anios, etc., seules ou associées au tanin et au sous-nitrate de bismuth.

Il sera bon de revoir la malade quelques jours après terminaison du traitement de façon à s'assurer :

1° Que tout signe de vaginite a définitivement disparu.

2° Que la malade ne présente aucun signe de métrite.

En cas contraire, instituer le traitement convenable (v. Métrite).

Vaginisme

Le vaginisme reconnaît trois types particuliers :

Hyperesthésie avec contracture du muscle constricteur du vagin et des muscles du plancher pelvien.

Hyperesthésie sans contracture musculaire.

Contracture musculaire sans hyperesthésie.

Le premier de ces types est de beaucoup le plus fréquent, si bien que dans la pratique, le terme vaginisme éveille l'idée d'hyperesthésie avec contracture.

Diverses conditions sont susceptibles de déterminer le vaginisme. Ce sont :

Une grande excitabilité nerveuse de la femme qui en est atteinte.

Une irritation des organes génitaux externes, point de départ des réflexes sensitif et moteur.

L'excitabilité nerveuse est souvent du domaine de l'hystérie.

L'irritation des organes génitaux peut reconnaitre une des causes suivantes :

Les tentatives maladroites de défloration.

Certaines femmes ont la vulve placée très en avant, si bien que chez elles le pénis rencontre tout d'abord l'urètre qu'il comprime contre le pubis. Des excoriations et des douleurs succèdent aux tentatives de copulation faites dans ces conditions et le vaginisme en résulte.

Des ulcérations surviennent de même dans les cas où l'hymen est très résistant et ne se laisse pas rompre. Dans le cas où l'orifice hyménéal est particulièrement large et se laisse distendre sans se rompre, les mêmes phénomènes peuvent se produire.

Les caroncules myrtiformes enflammés, les fissures de la vulve peuvent également être le point de départ du réflexe vaginisme.

Toute autre épine irritative : tumeurs polypeuses de l'utérus ayant évolué vers le vagin, hernies de la muqueuse urétrale irritées par le coït, fissure à l'anus, ulcérations du col de l'utérus, peuvent déterminer des réflexes défensifs de la femme contre le rapprochement sexuel, réflexes qui en imposent souvent pour le vaginisme vrai.

La blennorragie vaginale est une des causes les plus importantes et les plus fréquentes du vaginisme.

Symptômes :

Dans le type habituel : hypéresthésie avec contracture, le symptôme douloureux domine la scène.

L'affection débute le plus fréquemment au moment de la défloration. Cependant elle peut apparaître chez des femmes mariées depuis longtemps.

On cherchera à délimiter les zones sensibles réveillant la douleur et le spasme : caroncules myrtiformes, méat urinaire, orifice vulvaire.

Le siège de la contracture, que l'on apprécie en glissant un doigt bien lubréfié dans le vagin, est le plus fréquemment au niveau du constricteur du vagin. Le sphincter anal et le sphincter vésical peuvent participer à cette contracture douloureuse.

Le coït est impossible.

Cependant la femme peut parfois devenir enceinte, le sperme déversé à l'orifice vulvaire pénétrant dans le vagin par capillarité.

Souvent les phénomènes du vaginisme disparaissent pendant la grossesse. Ils peuvent reparaître après l'accouchement. Il est cependant fréquent de voir la guérison définitive succéder à la délivrance de la malade.

Diagnostic :

Le diagnostic s'impose. La seule erreur à éviter est de ne pas confondre la douleur accompagnant le coït dans les affections utéro-annexielles avec le vaginisme vrai.

Un interrogatoire un peu serré et un examen attentif éviteront cette erreur grossière.

Traitement :

Découle de la nature de la lésion occasionnelle. D'une façon générale, calmer le système nerveux par les antispasmodiques et les nervins.

Prescrire :

Lotions tièdes sur tout le corps, matin et soir, suivies d'une friction alcoolisée et de repos au lit pendant une heure. Donner, par 24 heures, suivant la susceptibilité de la malade, en potions, du bromure de potassium à la dose de 2 à 4 grammes ou mieux encore la solution polybromurée suivante :

Bromure de potassium................	4 gr.
Bromure de sodium...................	1 gr.
Bromure d'ammonium................	1 gr.
Benzoate de soude....................	1 gr.
Sirop d'écorces d'oranges amères.....	40 gr.
Eau distillée	60 gr.

1 à 6 cuillerées à soupe par jour dans des infusions aromatiques.

On peut également donner de la valériane, de l'extrait de chanvre indien. Voir antispasmodiques et nervins.

Appliquer localement :

Chlorhydrate de cocaïne.............　2 gr.
Chlorhydrate de morphine...........　1 gr.
Vaseline neutre ....　30 gr.
F. s. a. une pommade.

ou :

Dionine..............................　0 gr. 03
Bromure de méthylatropine..........　0 gr. 05
Vaseline.............................　10 gr.
F. s. a une pommade.

ou :

Huile d'amandes douces.............　30 gr.
Glycérine neutre.....................　4 gr.
Cire blanche ....　5 gr.
Baume de la Mecque.................　0 gr. 50
Essence de bergamote...............　11 gouttes.
F. s. a. un onguent.

En cas de douleurs très aiguës prescrire des suppositoires belladonés ou opiacés (v. douleurs pelviennes).

Traitement étiologique.

Supprimer la cause locale, point de départ du réflexe.

Traiter la vulvite par :
Lotions toutes les deux heures à l'eau blanche.
Saupoudrer ensuite avec la poudre :

Acide salicylique....................　1 gr.
Poudre d'amidon.....................　3 gr.
Poudre de talc.......................　30 gr.
F. s. a. une poudre composée.

ou :

>   Iodoforme........................... 2 gr.
>   Dermatol............................ 3 gr.
>   Sous-nitrate de bismuth............. 30 gr.

F. s. a. une poudre composée.

ou enduire la vulve avec :

>   Dermatol... .... 4 gr.
>   Vaseline........................... 40 gr.

F. s. a. une pommade.

ou badigeonner avec la solution suivante :

>   Nitrate d'argent................... 1 gr.
>   Eau distillée...................... 20 gr.

Traiter les fissures à l'anus par :

Les attouchements légers de la fissure avec la pointe d'un crayon de nitrate d'argent et mieux :

La dilatation instrumentale de l'anus.

Traiter les douleurs provenant de l'hymen par :

Si l'hymen est incomplétement déchiré, excision de l'hymen.

Si les caroncules myrtiformes sont douloureux, excision des caroncules.

L'anesthésie cocaïnique est nécessaire et suffisante pour ces petites opérations. La résection sera faite au bistouri ou aux ciseaux.

Deux ou trois points de catgut fermeront la petite plaie.

Si ces traitements échouent, prescrire la dilatation progressive.

La malade, dans un bain chaud, s'introduira dans le vagin une série de spéculums ronds largement enduits de vaseline et de diamètres de plus en plus grands.

Quelquefois même on sera obligé de recourir à la dilatation forcée sous chloroforme. Celle-ci sera exécutée avec les doigts en ayant grand soin de ne déterminer aucune éraillure de la muqueuse.

Enfin, comme dernière ressource, on pourra exécuter l'opération de Pozzi :

Sous anesthésie chloroformique, on pratique l'excision de l'hymen ou ce qui en reste, puis la dilatation forcée de la vulve avec les doigts.

Puis de part et d'autre de la partie postérieure et médiane, on pratique une incision longue de 3 à 4 centimètres et dirigée perpendiculairement à la ligne d'insertion de l'hymen.

On doit voir les fibres du constricteur du vagin.

Celles-ci sont sectionnées sur une épaisseur de 2 ou 3 millimètres. Les lèvres de la section de la muqueuse vaginale sont alors disséquées de façon à transformer la ligne d'incision en un petit losange à grand axe perpendiculaire à l'orientation de la première incision.

Les lèvres de l'incision sont alors suturées bord à bord, si bien que la cicatrice définitive sera perpendiculaire au tracé de l'incision primitive.

On aura ainsi réalisé de part et d'autre de la
fourchette vulvaire :

1° Un débridement sagital.

2° Une suture transversale, d'où agrandissement
de la vulve.

3° Une éversion de la muqueuse vaginale en
dehors de l'orifice vulvaire.

4° Le déplacement de la zone sur laquelle les
frottements du coït déterminaient des sensations
douloureuses.

TUMEURS DU VAGIN

I. Kystes.

Dans ce chapitre nous aurons en vue les productions liquides à paroi bien nette, à poches peu nombreuses, du volume d'une noisette à celui d'un œuf de poule et même plus, ayant spontanément une tendance à l'accroissement.

Symptômes :

Ne deviennent tangibles que lorsque le kyste a déjà atteint une certaine dimension. Le plus souvent, c'est au cours d'un examen gynécologique pratiqué pour une toute autre cause que la présence du kyste est révélée.

On constate alors la présence d'une tumeur recouverte par la muqueuse vaginale. Celle-ci peut s'être amincie à un tel point qu'elle est devenue transparente.

Si le kyste devient volumineux, il détermine une sensation de pesanteur avec gêne pendant la marche.

Le développement d'un kyste du vagin peut être consécutif à un accouchement. On en remarquerait assez fréquemment chez les prostituées chez lesquelles ils ont été considérés comme des hygromas professionnels.

Diagnostic :

Les kystes du vagin ne doivent pas être confondus avec la pachyvaginite kystique. Celle-ci se présente sous l'aspect de très petites cavités incluses dans la muqueuse épaissie et contenant soit du liquide, soit des gaz. Le seul examen suffit à les différencier les uns des autres.

Un examen attentif permettra de distinguer les kystes plus volumineux de la cystocèle ou de la rectocèle. En cas de doute, le cathétérisme vésical ou le toucher rectal suffiront à lever les hésitations.

Un diagnostic plus délicat réside dans la différenciation d'un kyste du vagin, d'une urétrocèle, dont l'orifice urétral se serait obstrué. L'examen urétroscopique pourra alors rendre de grands services.

La confusion avec un thrombus du vagin est pratiquement impossible.

Traitement :

La ponction du kyste pure et simple équivaut à la certitude d'une récidive.

La ponction suivie de l'injection dans la poche d'un liquide modificateur est dangereuse. Ces liquides sont toujours caustiques. Le kyste peut présenter des prolongements vers la vessie et le péritoine. Les liquides caustiques détermineront des réactions inflammatoires qui, se propageant à ces organes, y détermineront de véritables désastres.

Deux autres procédés pourront être employés.

Le premier consiste dans l'extirpation incomplète du kyste :

1° Saisir le kyste et le faire saillir autant que possible ;

2° Avec les ciseaux ou le bistouri on abrasera la partie saillante du kyste avec la muqueuse vaginale qui le recouvre ;

3° On pansera à plat à la gaze aseptique.

Le pansement sera renouvelé tous les jours, accompagné d'une toilette vaginale soigneuse.

Petit à petit le reste du kyste s'éliminera de lui-même en même temps que par bourgeonnements, la muqueuse vaginale se reconstituera.

L'inconvénient de ce procédé réside dans la lenteur de la guérison.

Le procédé le plus élégant et le plus avantageux comporte l'extirpation totale de la tumeur.

On facilitera cette opération par la ponction préalable du kyste, suivie du remplissage de sa cavité, soit à l'aide de blanc de baleine dont on accélèrera la prise en masse par l'application, durant quelques minutes, d'une vessie de glace contre la paroi vaginale correspondant au kyste ; soit à l'aide du mélange de von Mosetig-Moorhof qui sert au plombage des cavités osseuses et dont on trouvera ci-dessous la composition.

Iodoforme......................... 60 gr.
Huile de sésame...................| àà 10 gr.
Blanc de baleine..................|

Le durcissement de ces matières, tendant la poche kystique, rend la dissection de celle-ci beaucoup plus aisée :

1° Incision, soit longitudinale, soit double, en quartier d'orange, suivant la dimension de la tumeur ;

2° Dissection soigneuse de la poche kystique, en prenant grand soin de ne léser ni l'urètre, ni la vessie, si la tumeur siège sur la paroi antérieure du vagin. Ces organes sont très fréquemment extrêmement adhérentes au kyste ;

3° Fermeture sur deux plans : un premier, à sutures perdues, constitue un capitonnage de la cavité kystique ; le deuxième affronte les lèvres de la muqueuse vaginale.

4° Tamponnement du vagin à la gaze. Pansement occlusif de la vulve.

7

II. — Fibromes et Polypes du vagin

Les corps fibreux du vagin siègent le plus souvent au niveau de la paroi antérieure du vagin, tout près de l'orifice vulvaire.

Ils peuvent se pédiculiser sous forme de polypes.

Symptômes :

Variables suivant l'importance de la tumeur.

Nuls, si celle-ci est petite, déterminant des sensations de pesanteur et de gêne si leur volume devient plus considérable. S'accompagnant de phénomènes de compression de l'urètre et de la vessie si leurs dimensions sont très grandes.

S'accompagnent de leucorrhée et souvent d'hémorragies.

Deviennent une cause de dystocie pour les accouchements.

Peuvent se compliquer, comme tous les fibromes, de ramollissement et d'œdème, de sphacèle.

Leur situation les expose à s'ulcérer très facilement.

Diagnostic :

Ne peut devenir difficile que si la tumeur se complique d'œdème (infections vénériennes) ou d'ulcération (cancer).

En examinant le polype avec attention on ne le confondra pas avec un polype de l'utérus, descendu dans le vagin, avec un prolapsus de l'utérus, une cystocèle ou une rectocèle, une inversion de l'utérus.

Traitement :

Un seul traitement s'impose, calqué sur le traitement des fibromes de l'utérus.

Si la tumeur est sessile, une incision de la muqueuse permettra de l'aborder et de l'énucléer.

Suivant les dimensions de la tumeur, on fera soit le capitonnage de la cavité à l'aide d'un plan de sutures perdues et un plan de sutures superficielles, soit la fermeture sur un seul plan.

Si la tumeur est pédiculée, ou bien on pratiquera la suture du pédicule suivie d'un ou deux points hémostatiques, ou, plus simplement encore, on se contentera de l'ablation par torsion du pédicule du polype saisi avec une pince.

III. — Tumeurs malignes

Sarcome — Endothéliome

Chorio-épithéliome

Nous ne citerons ces tumeurs très rares du vagin que pour mémoire, laissant à part l'épithé-

liome primitif du vagin qui mérite une étude spéciale.

Ces tumeurs ont pour caractéristique générale :

De se révéler à l'observateur par des pertes de
sang et l'écoulement d'un liquide ichoreux caractéristique.

La douleur n'est pas très précoce.

Leur marche est extrêmement rapide. La récidive est la règle.

L'intervention pratiquée, même de façon précoce,
laisse peu d'espoir de guérison.

La mort est fatale à brève échéance.

IV. — Epithéliome du vagin

Succède le plus souvent au développement d'un
cancer du col de l'utérus, ou d'un cancer de la
vulve.

Symptômes :

Peut rester latent assez longtemps.

D'autres fois apparaissent un suintement séro-
sanguin, ou une hémorragie qui font pratiquer un
examen.

Les douleurs apparaissent de façon assez précoce.

La constipation et la dysurie se produisent rapidement.

L'état général reste souvent assez longtemps satisfaisant.

La marche du cancer du vagin est assez rapide : 7 à 24 mois.

Diagnostic :

Le plus souvent facile. Les bourgeonnements en choux-fleurs sont caractéristiques.

Cependant au début il peut y avoir hésitation avec :

Le chancre mou. — Celui-ci se présente sous forme d'ulcération circulaire généralement peu étendue. L'examen microscopique y révèle la présence du bacille de Ducrey. L'inoculation est positive (mauvais moyen de diagnostic). La présence d'une volumineuse adénite inguinale (bubon) aidera au diagnostic.

Le chancre syphilitique. — Rare au niveau du vagin.

Les plaques muqueuses ulcérées, les gommes tertiaires, seront éliminées en cas de doute par le traitement mercuriel d'épreuve.

La tuberculose du vagin est rare également. Une biopsie suivie d'examen histologique, une inoculation positive au cobaye trancheront la difficulté.

Traitement :

Le traitement curatif ? s'inspirera des circonstances et il est impossible d'en décrire une technique régulière.

Il visera à extirper toute la masse de la tumeur
en en dépassant le plus largement possible les
limites apparentes. La grande élasticité des parois
vaginales servira à coapter les lèvres de la plaie
créée.

Les procédés les plus inattendus ont été employés
et ont donné certains succès.

Rüter a suturé la plaie consécutive à l'ablation
de la tumeur au col utérin préalablement avivé.

Von Eiselsberg a pratiqué la résection du coccyx,
établi un anus artificiel dans la région sacrée, ré-
tréci la plaie avec des points de suture et fixé le col
utérin abaissé hors de l'orifice vulvaire.

Pozzi a pu enlever un cancer en l'attaquant par
le périnée, dédoublant la cloison recto-vaginale
jusque dans le cul-de-sac de Douglas.

Le *traitement palliatif* consistera dans une ablation des bourgeons cancéreux à la curette, suivie
d'une cautérisation de la région au thermo-cautère.

Ce traitement suffit le plus souvent à arrêter
momentanément les hémorragies et l'écoulement

santeux du cancer. Il pourra être renouvelé une ou
deux fois.

On pourra également faire les pansements décrits
au chapitre concernant le cancer du col de l'utérus
inopérable, v. ce mot.

FISTULES VAGINALES

I. — Fistules urinaires

Les fistules que nous étudierons dans ce chapitre sont celles qui reconnaissent une origine traumatique, laissant intentionnellement de côté les communications susceptibles de se produire entre l'arbre urinaire et le vagin au cours du développement ultime du cancer, de la tuberculose ou de la syphilis.

Les fistules urinaires peuvent être consécutives :

A un accouchement laborieux par sphacèle de la région comprimée par la tête fœtale.

A une blessure provoquée par un instrument obstétrical (rare) par une intervention chirurgicale, intentionnelle (taille vaginale) ou accidentelle (hystérectomie vaginale par exemple).

Aux calculs vésicaux, ou aux corps étrangers de la vessie par ulcération de la région où ils se sont enchatonnés, et le plus fréquemment par formation d'un abcès au point où ils adhèrent.

Symptômes :

Variables suivant le siège de l'orifice vésical de la fistule, suivant les dimensions de cette fistule, l'attitude de la malade.

La quantité d'urine perdue subit particulièrement ces influences.

La qualité de l'urine, claire ou purulente, varie suivant qu'une cystite est survenue ou non.

On distinguera les fistules *vésicales* des fistules *urétrales* en ce que dans ce dernier cas l'urine ne s'écoule dans le vagin qu'au moment des mictions.

Les fistules *urétérales* se reconnaissent à ce que l'écoulement de l'urine se fait goutte à goutte ou par petites éjaculations successives, tandis que l'urine sécrétée par l'autre rein est retenue dans la vessie.

L'écoulement permanent des urines par le vagin est extrêmement pénible pour les femmes qui en sont atteintes : odeur sui generis, irritation permanente des cuisses et de la vulve.

L'état général se ressent souvent de leur préoccupation mentale.

L'appareil urinaire s'infecte le plus facilement par voie ascendante dans ces cas.

Diagnostic :

Eliminer l'hypothèse d'une incontinence des

urines. En cas de difficulté, vider la vessie, puis y injecter du lait bouilli. Le lait reparaîtra par le vagin en cas de fistule et dans ce cas seulement.

Le toucher vaginal combiné au cathétérisme vésical pratiqué avec un instrument rigide sera suffisant pour établir le diagnostic des fistules larges. Le spéculum sera le plus souvent nécessaire pour établir la situation exacte de l'orifice vaginal.

L'examen peut être rendu très difficile par le rétrécissement du vagin ou par la présence de brides cicatricielles consécutifs à la cicatrisation des eschares post partum.

L'épreuve du lait guidera alors les recherches et l'on pratiquera la dilatation du vagin (voir traitement).

La cystoscopie servira à établir le diagnostic positif de la présence d'une fistule *uretérale* dans les cas douteux ; on ne trouvera en effet, dans la vessie, que l'éjaculation d'un seul uretère.

De même le cathétérisme d'un orifice fistuleux menant la sonde très loin vers le bassinet sera un signe de présomption en faveur de l'origine uretérale de l'urine. Ce fait trouvera une démonstration évidente si l'urine recueillie par la sonde uretérale est limpide, alors que l'on pousse une injection de lait bouilli dans la vessie.

Traitement :

A pour but l'oblitération chirurgicale de la fistule.

I. — Fistules vésico-vaginales.

A. — Oblitération de la fistule par voie vaginale.

1° Dilatation préalable du vagin à l'aide d'une série graduée de boules ovoïdes en caoutchouc durci, laissées chaque jour quelques heures dans le vagin. Section des brides cicatricielles au bistouri.

Traitement de la cystite, de l'inflammation vaginale et cutanée par des lavages de la vessie, des injections et des bains.

S'assurer que l'urètre est perméable.

2° Mettre la fistule en évidence à l'aide de valves et de pinces tire-balles.

3° Avivement des lèvres de la fistule.

4° Sutures sur deux plans, l'un embrassant tous les plans sauf la muqueuse vésicale, l'autre ne prenant que la muqueuse vaginale.

Soins consécutifs. Bourrage modéré du vagin à la gaze. Celle-ci est renouvelée au bout de 48 heures.

Les fils profonds sont enlevés au bout de huit jours. Les fils superficiels au bout de quinze jours.

La sonde à demeure est laissée en place jusqu'à ablation des fils profonds.

B. — Oblitération de la fistule par voie sus-pubienne.

1° Cure radicale en passant à travers la vessie.

Incision sus-pubienne. Cystostomie.

Découverte de la fistule.

Dédoublement de la paroi vésico-vaginale — suture en 2 plans — un sur la paroi vaginale, un sur la paroi vésicale.

Fermeture de l'orifice de taille vésicale.

Sonde à demeure.

2° Cure radicale en décollant le péritoine sur la face postérieure de la vessie.

Incision sus-pubienne en ayant soin de ménager et de refouler le péritoine.

Décollement du péritoine.

Découverte du trajet fistuleux.

Dédoublement de la paroi vésico-vaginale.

Fermeture sur deux plans, sonde à demeure.

3° Cure radicale par voie transpéritonéale.

Incision sus-pubienne.

Incision péritonéale.

Découverte du trajet fistuleux.

Taille d'un lambeau péritonéal correspondant à l'emplacement de la fistule que l'on relève.

Dédoublement de la paroi vésico-vaginale.

Fermeture par deux plans.

Nous ne citerons que pour mémoire l'occlusion partielle du vagin, procédé indirect d'oblitération de la fistule.

Cette méthode qui réussit bien à s'opposer à l'écoulement de l'urine autrement que par l'urètre, crée en réalité un clapier fâcheux au fond du vagin. Ce clapier se vide incomplètement et rend les femmes traitées par cette méthode de véritables infirmes.

II. Fistules uretéro-vaginales.

Seront traitées par réimplantation de l'uretère dans la vessie.

1º Par la voie vaginale.

Très difficile à suivre.

2º Par la voie abdominale, transpéritonéale.

Incision abdominale.

Recherche et découverte de l'uretère.

Suppression du bout inférieur de l'uretère.

Repérage de la vessie à l'aide d'un cathéter introduit par l'urètre et refoulant la paroi vésicale.

Incision de celle-ci sur le cathéter.

Introduction d'une sonde n° 14 dans l'uretère.

Glissement de la sonde coiffée de l'uretère à travers l'orifice fait à la paroi vésicale et cathétérisme rétrograde de l'urètre.

Suture de l'uretère à la paroi vésicale.

3o Par méthode indirecte.

Condamnables.

Occlusion partielle du vagin.

Néphrectomie du rein correspondant.

III. Fistules vagino-urétrales.

Seront traitées selon la méthode ordinaire d'uré-
trotomie externe :

Résection de l'orifice fistuleux.

Introduction à demeure d'une sonde.

Réfection de l'urètre sur la sonde.

II. — Fistules stercorales.

A. *Fistules recto-vaginales*

Consécutives :

 à un accouchement, déchirure large du périnée ;

à une application malencontreuse d'un instrument obstérical ;

à un accident opératoire (hystérectomie vaginale) ;

au travail d'érosion d'un épithélioma du vagin.

Ce dernier groupe ne peut être considéré comme
une fistule proprement dite, mais comme une complication de l'évolution de la tumeur maligne.

Symptômes :

Le passage des gaz intestinaux et des matières fécales dans le vagin est le signe pathognomonique de la lésion.

Ce signe ne sera parfois mis en évidence, si le trajet est petit ou oblique, qu'après administration d'une purge à la malade.

Un lavement de lait pourra également servir à la confirmation du fait dans les cas difficiles.

Le toucher rendra souvent des services : il met en évidence une région sclérosée fixée sur les plans sous-jacents, région dans laquelle le stylet, sous le contrôle d'un examen au spéculum, pourra pénétrer.

Traitement :

Le traitement par simple avivement et suture de la fistule donne lieu à bien des mécomptes.

L'opération de choix emprunte la voie périnéale et constitue en somme une véritable restauration complète du périnée.

Le simple *avivement* pourra être tenté dans les fistules de petites dimensions facilement accessibles.

En voici la technique :

1º On fixe la paroi vaginale aux alentours de la fistule à l'aide de pinces tire-balles.

2º On avive tout le trajet fistuleux y compris la muqueuse rectale ;

3° On libère un petit lambeau vaginal par décollement de la cloison recto-vaginale ;

4° On suture à points perdus la brèche rectale ;

5° On suture la paroi vaginale par deux plans de suture.

La *périnéorraphie* comporte les temps suivants :

1° Incision du périnée et du vagin dépassant en haut l'orifice fistuleux ;

2° Dissection de deux lambeaux vaginaux par dédoublement de la cloison recto-vaginale. Ce temps comporte la résection du trajet fistuleux ;

3° Suture en 3 plans :

a) plan rectal à sutures perdues ;

b) plan vaginal profond embrassant tous les tissus depuis le vagin à l'exception de la muqueuse rectale ;

c) plan vaginal superficiel.

A la suite d'une hystérectomie vaginale pratiquée par un autre chirurgien, nous avons vu une fistule stercorale haut située traitée par M. E. Reymond de la façon suivante :

1° Introduction d'une bougie en gomme dans le trajet fistuleux, pratiquée par un aide ;

2° Laparotomie sous-ombilicale ;

3° Recherche intra-abdominale du trajet fistuleux, grandement facilitée par la présence de la bougie en gomme ;

4º Protection soigneuse à l'aide de champs de la région opératoire ;

5º Section franche aux ciseaux du trajet fistuleux avec la sonde qu'il contient ;

6º Extraction du segment rectal de la sonde.

7º Fermeture du rectum sur deux plans comme pour toute suture intestinale.

8º Fermeture intra-abdominale du vagin comme à la suite d'une hystérectomie abdominale. Péritonisation de la suture vaginale.

9º Fermeture de la paroi abdominale sur trois plans sans drainage.

Guérison de la malade en 15 jours.

Ce procédé extrêmement élégant n'est pas décrit par les classiques, nous ne l'avons vu employer qu'une seule fois, faute d'avoir observé dans le service de chirurgie de Nanterre, où *l'hystérectomie vaginale n'est jamais pratiquée*, aucun autre cas de fistule stercorale. Il semble devoir mettre la malade à l'abri de toute possibilité de récidive.

Quel que soit le procédé employé, on préparera la malade de la façon suivante :

Pendant la semaine qui précédera l'intervention, purgatifs légers répétés tous les deux jours. Diète lactée. Irrigations du rectum.

24 heures avant l'opération, constiper la malade

en lui faisant prendre matin et soir une pilule suivante :

Extrait thébaïque................... 0 gr. 015
Excipient......................... Q. S.

Au moment de l'opération, après dilatation de
l'anus, irrigation du rectum à l'aide de deux litres
d'eau bouillie tiède.

Après l'opération, il est préférable de constiper
la malade pendant 4 ou 5 jours. On laissera un
drain dans l'anus et on pratiquera un tamponnement du vagin à la gaze, renouvelé au bout de 24
ou 48 heures s'il y a lieu.

Pansement occlusif de la vulve.

La malade ne sera alimentée qu'avec du lait pendant une dizaine de jours après l'opération.

B. — *Fistules entéro-vaginales*

Succèdent à la perforation du cul-de-sac postérieur du vagin, soit au cours d'une application de
forceps mal dirigée, soit à la suite d'une colpotomie ayant intéressé l'intestin, soit à la suite d'une
hystérectomie vaginale, soit à la suite de l'évacuation spontanée d'une collection purulente incluse
dans le cul-de-sac de Douglas à la fois vers le
vagin et vers l'intestin.

De même que dans le cas précédent, la commu-
nication entéro-vaginale suite de propagation can-

céreuse ne doit pas rentrer dans le cadre de cette étude.

Symptômes :

Sont variables avec les dimensions du trajet fistuleux. Très peu importants si le trajet est petit et tourmenté. Passage abondant de matières si le trajet est large et rectiligne. L'examen au spéculum ou à l'aide de valves permet de découvrir la fistule. Le toucher oriente les recherches vers les téguments indurés périfistuleux découverts par l'extrémité du doigt explorateur.

Diagnostic :

La nature des matières indique le segment d'intestin d'où elles proviennent. Les selles apparaissent deux ou trois heures après le repas si elles proviennent de la partie terminale du grêle, plus tôt c'est que c'est un segment plus élevé qui est atteint, plus tard, les matières sont-elles plus dures, on songera à une perforation de l'S iliaque.

Traitement :

Essayer d'abord quelques cautérisations au thermo-cautère, et mieux au galvano-cautère introduit à froid dans le trajet.

Cette méthode n'a de chances de succès que dans le cas de fistules très petites.

On pourra tenter également l'avivement large accompagné de dissection de lambeaux vaginaux, sutures sur deux plans.

Dans les cas rebelles et pour les larges perforations il est préférable de recourir à la laparotomie. Celle-ci comportera simplement l'entérorraphie latérale si les dimensions de la fistule ne doivent pas déterminer un trop grand rétrécissement du calibre de l'intestin après la suture. En cas contraire, on pratiquera une anastomose latérale.

Toute autre opération intestinale peut devenir indiquée par les circonstances. Telles seront : l'iléo-colostomie, la colocolostomie, la résection, l'exclusion de l'anse fistuleuse.

CYSTITES

Du domaine des voies urinaires. Cependant la consultante est souvent ignorante de la région exacte qui la fait souffrir et vient consulter le gynécologue.

Nous passerons rapidement en revue :

La cystite aiguë
La cystite chronique } blennorragiques.
La cystite des vieilles femmes.
La cystite tuberculeuse.
La cystite calculeuse.

I. — Cystite aiguë blennorragique.

Symptômes :

Rechercher la vaginite et l'urétrite concomittantes. Fréquence des mictions. Douleurs à la miction, surtout à la fin, pouvant aller jusqu'à l'épreinte et à la sensation continue du besoin d'uriner. Urines troubles, parfois sanglantes.

Traitement :

Repos au lit.
Bains généraux tièdes ou bains de siège.
Régime lacté absolu.
Calmer les douleurs par les opiacés (v. douleurs pelviennes).
Prescrire :
Prendre, dans la journée, deux par deux, six des capsules suivantes :

> Capsules de santal..................... 0 gr. 50
> Pour une capsule n° 30.

Le plus tôt possible :
Faire une irrigation abondante de l'urètre et du vagin à l'aide d'une solution de permanganate de potasse à 1 pour 4000.
Introduire dans la vessie une sonde Nélaton n° 18 et faire passer dans la vessie un litre à un litre et demi d'eau boriquée tiède.
Vider la vessie et y injecter 10 centimètres cubes de la solution suivante à garder :

> Collargol............................. 3 gr.
> Eau distillée......................... 90 cmc.

Ce traitement calme le plus souvent les douleurs immédiatement. Renouveler les lavages et les instillations tous les jours, puis tous les deux jours, puis deux fois par semaine, jusqu'à sédation absolue des douleurs et clarification complète des urines.

II. — Cystite chronique blennorragique.

Symptômes :

Rechercher la vaginite et la goutte chronique de l'urètre. Pollakiurie, pyurie, dysurie.

Traitement :

Repos au lit.

Bains de siège tièdes.

Boissons abondantes. Eau de Vittel. Tisane de queues de cerises ou de chiendent lactosées.

Lactose : 30 grammes pour un litre de tisane à faire dissoudre à chaud.

Chaque jour, prendre trois des cachets suivants :

Salol.................................... 0 gr. 50
Pour un cachet N° 21.

Pratiquer chaque jour, puis tous les deux jours, puis deux fois par semaine de grands lavages de vessie avec la sonde Nélaton n° 18 et un litre de solution tiède de permanganate de potasse à 1 pour 4000.

Evacuer la vessie pour y instiller 3 à 4 cent. cubes de :

Nitrate d'argent...................... 2 gr.
Eau distillée .... 60 gr.

Cette instillation est douloureuse. Lui préférer 10 à 30 centimètres cubes de :

Collargol......................... 6 gr.
Eau distillée .... 180 gr.

Eviter tous les aliments et les boissons excitants.

Rechercher la coexistence de salpingites suppurées. Traitement de la salpingite (v. salpingites). (E. Reymond. Passage des micro-organismes à travers les parois de la vessie).

III. — Cystite des vieilles femmes.

Symptômes :

Due le plus souvent à une évacuation incomplète de la vessie par les mictions. (Défaut de contractilité de la vessie, prolapsus génitaux). Triade symptomatique : pollakiurie, pyurie, dysurie.

Faire uriner la malade et rechercher par la sonde quelle est la quantité d'urine retenue dans la vessie après la miction.

Supprimer tous mets épicés, crustacés, coquillages, poissons, charcuterie, café, alcools, vin pur.

Pratiquer chaque jour, puis tous les deux jours, puis deux fois par semaine des grands lavages de vessie avec la sonde Nélaton et un litre d'eau bouillie tiède à laquelle on ajoutera un des paquets suivants :

Sublimé corrosif..................... 0 gr. 50
Acide tartrique...................... 1 gr.
Bleu de méthylène............... Q. s.
pour un paquet n° 20.

Faire suivre ces lavages d'instillations, à garder, le plus longtemps possible, dans la vessie, de 20 à 100 cmc. de la solution de collargol à 1 pour 30.

Prescrire les boissons abondantes : Eau de Vittel, tisanes de queues de cerises et de chiendent lactosées. (V. plus haut).

Tous les matins, prendre à 1/2 heure d'intervalle l'un de l'autre, trois des cachets suivants :

Urotropine...................... 0 gr. 50
Benzoate de soude............... 0 gr. 30
Bleu de méthylène.............. 0 gr. 01
F. s. a. un cachet no 21.

Prévenir les malades que leurs urines vont devenir bleu verdâtre.

Ramener la contractilité vésicale par l'électricité sous forme de courants galvaniques.

Traiter le prolapsus génital s'il y en a.

IV. — Cystite tuberculeuse.

Symptômes :

Etat général de la malade. Rechercher d'autres localisations viscérales ganglionnaires ou osseuses de la tuberculose. Pyurie particulièrement mar-

quée, souvent hématuries. Pollakiurie moins marquée. Douleurs *n'apparaissant qu'à la fin de la
miction et pas entre les mictions (signe important
pour Auvard)*.

Traitement :

Lavages de la vessie à l'eau boriquée tiède.
Avoir soin de ne pas distendre les parois vésicales.

Faire suivre les lavages d'instillations à l'aide
de :

Gomenol......................	10 à 20 gr.
Huile d'olives stérilisée...........	100 gr.

En cas d'échec, et si les symptômes douloureux
l'imposent, mettre la vessie complètement au repos
par une taille vésico-vaginale.

Ne refermer la fistule consécutive que lorsque
la vessie paraît bien définitivement guérie.

Faire porter à la malade un urinal en caoutchouc.

V. Cystite calculeuse.

Symptômes :

Notion de coliques néphrétiques antérieures.
Notion d'évacuation de petits calculs par l'urètre.
Douleurs vésicales *réveillées par la station debout*

et par les cahots des voitures ou des omnibus. Pyurie parfois nulle. Hématuries fréquentes et précoces. Pollakiurie.

En cas de doute, pratiquer le cathétérisme avec un cathéter métallique qui résonnera au contact du calcul. Poursuivre l'exploration de la vessie dans tous ses recoins.

Si l'exploration par le cathéter métallique est négative, pratiquer la cystoscopie.

Traitement :

Extraction du calcul soit par broiement par les voies naturelles ;

Soit par taille vésico-vaginale (fistules consécutives fréquentes) ;

Soit par taille hypogastrique.

DEUXIÈME PARTIE

ORGANES GÉNITAUX INTERNES

MÉTRITES

Par métrite, nous entendrons, avec S. Pozzi, *l'inflammation de l'utérus*, quelque vague que puisse paraître cette définition.

Nous n'envisagerons ici que les métrites proprement dites, laissant de côté les *métrites symptomatiques* accompagnant les *corps fibreux* de l'utérus ou les inflammations plus ou moins aiguës ou chroniques allant de pair avec les *lésions utéro-annexielles*. Le traitement de celles-ci sera envisagé aux articles concernant les affections causales.

Nous examinerons cependant les *pseudo-métrites*, dont la symptomatologie est si proche de celle de la métrite chronique banale, mais dont la cause, échappant pour certains auteurs à l'infection, appartiendrait à une dyscrasie, à une diathèse. Nous croyons plus volontiers que si l'arthritisme joue un rôle certain dans l'évolution d'une inflammation utérine, la notion d'infection du moins, conserve toute son importance.

Nous étudierons donc successivement : la métrite aiguë, la métrite catarrhale, la métrite hémorragique, la métrite douloureuse chronique, la dysménorrhée membraneuse.

Symptômes généraux des métrites. — Dysménorrhée, métrorrhagie pendant et entre les époques menstruelles. Leucorrhée visqueuse, jaune verdâtre, glaireuse, ténesme vésical et ténesme rectal (constipation). *Dyspepsie.* Toux utérine, névralgies (intercostale, lombo-abdominale, coccygodynie).

Symptômes locaux. — Col gros, consistance anormale, utérus sensible, particulièrement si on lui imprime un mouvement de ballottement. Le cathétérisme montre une augmentation de volume de l'utérus pouvant aller jusqu'à 8 cm.

Traitement général. — 1º Faire porter à la malade une ceinture abdominale en coutil, en tissu élastique ou plus simplement une large bande de flanelle tenue en place par des jarretelles.

2º Éviter toute fatigue, repos sexuel.

3° Entretenir la liberté de l'intestin par le régime (légumes verts, pain de seigle, miel, pruneaux), par des laxatifs légers (eaux de Sedlitz, Pullna, Birmenstorff, Hunyadi Jànos, Montmirail, de Glauber ; un verre à bordeaux le matin à jeun. Préparation à la Phénol-phtaléine : tablettes à 0 gr. 15, 0 gr. 20, granulés de purgo-phtall, 1/2 à 1 cuillerée à café à croquer, le soir, en se couchant.

Préparations à l'agar-agar qui gonflent dans l'intestin et font masse pour l'évacuation : Jubol.

Eviter tous les drastiques: aloès, podophylle, etc.

Utiliser les grands lavages intestinaux pratiqués couchés avec le bock, une sonde rectale, type Châtel-Guyon, dans lesquels on versera 1 à 2 litres d'eau bouillie à 37°, quelques cuillerées à soupe de glycérine, ou l'un des paquets suivants :

Benzoate de soude...................... ..... 4 gr.
pour un paquet n° X à faire dissoudre au moment de l'emploi.

4° Ranimer l'état général par des toniques (voir ce mot) : huile de foie de morue, phosphate de chaux, arsenic, fer, quinquina.

Hydrothérapie. — Douches tièdes suivies de frictions alcoolisées au gant de crin ou à la flanelle, suivies d'un repos au lit de une heure de durée.

Cures thermales, chez les anémiées, *Eaux fer-*

rugineuses : Orezza, Bussang : *Sulfureuses* : Cauterets, Eaux-Chaudes, St-Honoré-les-Bains, Luchon, Enghien ; *Arsénicales* : La Bourboule, Biarritz, Royat.

Chez les dyspepsiques : Châtel-Guyon, Plombières, Vichy, Vals, Maizières, Vernet (Ardèche), Montmirail, Bagnères-de-Bigorre.

Chez les névropathes : Lamalou l'Ancien, Bagnoles-de-l'Orne, Aix-les-Bains.

Chez les lymphatiques : Les bains de mer, les eaux d'Uriages, la Bourboule, Royat, Biarritz.

5° Prescrire deux à trois fois par jour une injection à 45-50° C. de deux litres d'eau bouillie. L'injection sera prise couchée, le bock élevé à 0 m. 50, 1 m. au-dessus du plan du lit. La malade restera étendue pendant une heure après chaque injection.

6° Le traitement électrique sera laissé au spécialiste électricien.

Traitement particulier à chaque forme de métrite.

Métrite aiguë.

1° Repos absolu au lit.

2° Appliquer sur le bas-ventre des cataplasmes de farine de lin sur lesquels on versera XXV à XL gouttes de laudanum de Sydenham.

On peut remplacer les cataplasmes par des applications de vessies de glace concassée.

3° Si les douleurs sont trop vives, introduire
dans le rectum un des suppositoires suivants :

    Extrait thébaïque................. 0 gr. 01
    Extrait de belladone.............. 0 gr. 01
    Beurre de cacao.................. 4 gr.

F. s. a. un suppositoire n° X, un suppositoire matin et
soir.

4° Applications, après les injections, d'un tampon
imbibé de glycérine neutre, à garder 12 heures
consécutives.

5° Bains de siège matin et soir de 25 à 30 minutes
de durée, avec application d'un petit spéculum
grillagé permettant l'accès de l'eau jusqu'au niveau
du col.

6° Si cet état se prolonge, pratiquer, au niveau
du col, soit à l'aide d'un scarificateur spécial, soit
avec la pointe d'un bistouri boutonné avec un peu
de diachylon, une saignée locale. On pratiquera,
après injection chaude, le plus près possible du
museau de tanche, une dizaine de piqûres. On
pourra faciliter l'émission sanguine en pratiquant
à ce moment une irrigation tiède à l'eau bouillie,
que l'on pourra additionner d'un peu de permanganate de potasse.

Au bout d'un quart d'heure environ, évacuer le

vagin, tamponner avec de la gaze aseptique ou iodoformée.

Ces saignées devront être renouvelées plusieurs fois de suite, tous les deux jours environ.

Métrite aiguë blennorragique.

Ajouter aux prescriptions ci-dessus :

1° Injections au permanganate de potasse à 0 gr. 50 pour 2 litres d'eau, ou mieux : chlorure de zinc à 1 p. 100.

2° Injections intra-utérines au nitrate d'argent.

    Nitrate d'argent...................   0 gr. 05
    Eau distillée......................   30 gr.

3° Rechercher et traiter des traces d'urétrite blennorragique.

4° *Ne jamais traiter la métrite aiguë blennorragique par le curetage.*

5° Si l'affection résiste, pratiquer des cautérisations intra-utérines au chlorure de zinc.

    Chlorure de zinc...................   2 gr.
    Eau distillée......................   40 gr.

6° Si la métrite du col s'accompagne de vaginite rebelle, essayer l'usage de la levure de bière appliquée dans le vagin contre le museau de tanche.

Métrite catarrhale.

1° Soigner avant tout l'état général (voir plus haut).

2° Injections matin et soir à l'aide d'une solution de sublimé.

Sublimé corrosif.................... 0 gr. 75
Acide tartrique.................... 1 gr.
Carmin............................. Q. s. p. colorer

F. s. a. un paquet n° X. Faire dissoudre dans deux litres d'eau bouillie, à 45°

Ne plus se lever après l'injection du soir, par conséquent garder dans le cul-de-sac postérieur une certaine quantité de liquide qui constituera un bain local la nuit durant.

On peut remplacer le sublimé par :

Tanin en poudre.................... 150 gr.
2 cuillerées à soupe pour 2 litres d'eau

ou :

Alun pulvérisé..................... 100 gr.
1 cuillerée à soupe pour deux litres d'eau.

3° Traitement intra-utérin.

A. — Irrigation.

Irrigation vaginale.

Dilatation à la laminaire.

Grands lavages à la sonde à double courant avec des solutions variées.

Eau phéniquée à 2 p. 100.
Chlorure de zinc à 1 p. 100.
Nitrate d'argent à 1 p. 100.
Itrol à 2 p. 1000.
Sublimé à 1 p. 4000.
Permanganate à 1 p. 1000.
Solution iodo-iodurée (iode 3 gr., iodure de potassium 6 gr., eau 2000).

Cette méthode est rarement suffisante.

B. — Drainage, tamponnement.

Drains en verre, en caoutchouc, en métal, crins de Florence en faisceaux.

Tamponnement de la cavité utérine avec une mèche de gaze iodoformée, retirer, recommencer la même manœuvre. Enfin, en laisser une en place pendant 24 à 48 heures.

Ecouvillonnage simple ou médicamenteux (voir caustiques).

C. — Cautérisations.

Les caustiques solides sont à rejeter car leur action, toujours aveugle, peut être trop forte ou insuffisante.

Les caustiques liquides sont employés après nettoyage soigneux de la cavité utérine, à l'aide de porte-mèches à l'extrémité desquels est enroulé un brin de coton hydrophile.

Chlorure de zinc....⎫
Eau distillée........⎭ parties égales en poids.

Cautérisation pendant une minute, à renouveler une fois par semaine.

ou :

Créosote pure de hêtre............. 4 gr.
Glycérine .... 12 gr.

ou :

Teinture d'iode pure............... 60 gr.

ou :

>   Créosote de hêtre.........⎫
>   Glycérine.................⎬ ââ 20 gr.
>   Alcool à 90°..............⎭

Employer encore les crayons antiseptiques tels que :

>   Iodoforme...............   20 gr.
>   Gomme arabique.........⎫
>   Glycérine pure ....⎬ ââ 2 gr.
>   Amidon pur.............⎭

Mêler, diviser en 10 crayons, 2 crayons par semaine.

ou :

>   Sublimé corrosif..................... 0 gr. 50
>   Poudre de talc...................... 0 gr. 25
>   Gomme adragante................. 1 gr. 50
>   Eau..............................⎫
>   Glycérine.....................⎬ ââ Q. s.

Mêler, diviser en 50 crayons.

Pozzi préfère les instillations intra-utérines. D'une façon générale, avoir soin d'instiller sans établir de pression, ne pas diriger le jet selon l'axe de l'utérus, veiller à ce que la canule irrigatrice ne passe pas à frottements durs dans le canal cervical, ne pas dépasser 3 cmc. de liquide.

Utiliser :

>   Chlorure de zinc................. 30 gr.
>   Eau distillée..................... 100 gr.

ou encore :

>   Créosote pure de hêtre........⎫
>   Glycérine.,..................⎬ ââ 15 gr.
>   Alcool à 90°.................⎭

ou bien :

> Teinture d'iode pure.

très recommandée par Pozzi.

D. — Cautérisation par la chaleur.

Ebouillantement de 1/2 à 1 minute de durée à 115° environ à l'aide de l'appareil de Pincus (de Dantzig).

E. — Curetage.

Lorsque les moyens médicaux ci-dessus énoncés ont échoué, conseiller le *curetage*.

Le curetage ne doit être pratiqué que par un opérateur expérimenté. Le curetage est loin d'être une petite intervention sans conséquences.

Métrite du col.

Coïncide toujours avec une métrite du corps plus ou moins accentuée.

a) Traiter d'abord celle-ci. Puis traiter localement les *ulcérations* à l'aide des caustiques ci-dessus décrits pour la métrite du corps.

> Teinture d'iode
> Chlorure de zinc à 1/10
> Acide acétique

Ne pas s'entêter trop longtemps (2 à 4 semaines, 2 à 3 pansements par semaine).

En cas d'échec, conseiller l'excision de la muqueuse du col suivant la technique préconisée par

Schrœder. Cette opération est du ressort du chirurgien.

b) Les ulcérations compliquées de déchirures.

Le toucher renseigne mieux sur l'état de ces
lésions que l'examen au spéculum. Le relief est
très mal mis en évidence par cette dernière exploration.

Si la déchirure ulcérée est peu étendue, tenter
d'obtenir la guérison par quelques cautérisations au
galvano-cautère, ou à son défaut au thermo-cautère
(celui-ci assez difficile à employer à travers le spéculum).

En cas d'échec, conseiller l'opération de Schrœder.

Métrite hémorragique.

A. Traitement palliatif.

1º Repos au lit la tête basse (supprimer les oreil-
lers et le traversin).

2º Injections très chaudes (45º-50º) prolongées.

3º Application de vessies de glace sur le bas-
ventre ou de cataplasmes très chauds.

4º Prescrire la potion :

        Chlorure de calcium................   4 gr.
        Eau de fleurs d'oranger............ 15 gr.
        Julep simple...................... Q.s. p. 125 gr.

à prendre par cuillerées à soupe dans les 24 heures, ou
encore : Voir *hémostatiques.*

5° Si l'hémorragie est inquiétante, pratiquer un tamponnement avec de la gaze imbibée de :

Stypticine........................ 0 gr. 50 à 1 gr.
Eau distillée.................... 10 gr.

6° S'abstenir formellement d'ergotine en potion ou injection sous-cutanée *si l'on n'est pas absolument certain que l'on n'a pas affaire à une rétention de l'arrière-faix à la suite d'un avortement.*

7° Il peut suffire de pratiquer une dilatation du col utérin avec une tige de laminaire pour voir souvent l'hémorragie s'arrêter pendant plusieurs jours. On ne peut en attendre la guérison.

8° Il en est de même des injections intra-utérines chaudes, soit à l'eau oxygénée détriplée avec de l'eau bouillie, soit à l'aide d'une solution d'antipyrine à 1 gr. pour 10 gr. d'eau.

Le perchlorure de fer est dangereux.

9° En cas d'urgence, pratiquer un tamponnement serré du vagin, soit à l'aide de gaze aseptique, soit à l'aide de bandelettes de soie stérilisées, suivant la méthode de Pozzi.

B. Traitement curatif.

Le meilleur hémostatique, et en même temps le vrai traitement de la métrite hémorragique est le *curetage*, celui-ci peut être pratiqué en pleine hémorragie. Celle-ci s'arrête, le plus souvent, aussitôt le curetage fait. Dans les cas rares où celui-ci échoue, la seule ressource que l'on possède contre l'hémorragie menaçant les jours de la malade est de pratiquer soit la castration bi-latérale, soit même l'hystérectomie totale.

Métrite douloureuse chronique.

1º Tous les deux jours, pratiquer une scarification sur le museau de tanche, au voisinage de l'orifice du col (voir métrite aiguë). Celle-ci est supérieure à l'ignipuncture dont les cicatrices ajoutent souvent à la sclérose du col et favorisent la dégénérescence kystique.

2º Après chaque scarification, pratiquer un badigeonnage du col à la teinture d'iode. Terminer par l'application d'un tampon imbibé de :

> Iodure de potassium............... 10 gr.
> Glycérine officinale............... 200 gr.

3º Appliquer 2 ou 3 fois par semaine, 4 sangsues sur le périnée.

4º Pratiquer la dilatation du col avec les bougies d'Hégar.

5º Pratiquer la *columnisation* du vagin, surtout utile en cas de déviations utérines ou de tendances à la ptose. Celle-ci sera faite de la façon suivante :

Placer la malade en position légèrement déclive.

Tasser légèrement dans les culs-de-sac vaginaux, tout autour du col, une série de petits tampons d'ouate imprégnés de glycérine.

Continuer progressivement le bourrage du vagin à l'aide de tampons de coton au fur et à mesure qu'on ramènera le spéculum vers l'extérieur.

On aura ainsi réalisé une sorte de pessaire maintenant les organes en place et agissant vis-à-vis de l'inflammation périmétritique comme un décongestif puissant.

Renouveler ce pansement toutes les 24 heures.

6° Pratiquer des massages à l'aide de deux doigts introduits dans le vagin et de l'autre main saisissant l'utérus à travers la paroi abdominale. On réalisera ainsi une sorte de pétrissage ayant pour but de stimuler la circulation utérine, de provoquer la diminution de volume de l'organe.

Bien s'assurer, avant de pratiquer les massages que l'on n'est en présence d'aucune inflammation tubo-ovarienne que celui-ci influencerait de la façon la plus fâcheuse.

7° Conseiller les cures thermales sulfureuses.

Dans le cas où toutes ces méthodes médicales resteraient impuissantes, conseiller *l'amputation du col* par le procédé de Simon.

Dysménorrhée membraneuse.

A. Traitement palliatif.

1° Calmer les douleurs à l'aide de :

Extrait thébaïque............) âà 0 gr 01
Extrait de belladone.........)
Excipient...................... Q. s.

pour une pilule n° 10. Une pilule matin et soir.

2° Introduire dans le fondement, matin et soir, un des suppositoires suivants :

Extrait de cannabis indica....)
Chlorhydrate de morphine...) âà 0 gr. 01
Extrait de belladone..........)
Beurre de cacao............... 4 gr.

F. s. a. un suppositoire n° 6. Un à deux suppositoires par jour.

3°

Apiol........................... 0 gr. 25

pour une capsule n° 6.

Trois capsules dans un peu d'eau avant chacun des deux principaux repas.

4° Pratiquer tous les deux jours une scarification sur le pourtour de l'orifice du col. (Voir métrite aiguë).

5° Badigeonner la cavité utérine et le pourtour du col à l'aide de :

Teinture d'iode.............. 40 gr.

6° Voir au formulaire l'article : *Douleurs pelviennes.*

B. Traitement curatif.

Conseiller le *curetage* complété par des injections de teinture d'iode.

Métrite chez les arthritiques dite métrite d'origine arthritique.

Compléter le traitement local par le traitement général suivant :

1° Bains alcalins de 15 minutes de durée, à 37° deux fois par semaine.

2° Boire dans les 24 heures une bouteille d'eau de Vichy (Célestins).

3° Prendre les deux ou trois premiers jours des règles, au moment des deux principaux repas, une cuillerée à soupe dans un peu d'eau de Vichy (Célestins) de :

Salicylate de soude............	10 gr.
Rhum vieux....................	40 gr.
Sirop simple..................	100 gr.

4° Entre les époques des règles prendre pendant huit jours consécutifs, entre les heures des repas, dans un peu d'eau, trois cuillerées à café de :

Urodonal, 1 flacon.

AVORTEMENT

Le traitement de l'avortement est bien plutôt du ressort de l'accoucheur. Cependant, surtout dans les premiers mois de la grossesse, alors même que celle-ci peut encore être ignorée de la consultante, le gynécologue sera fréquemment consulté

Nous envisagerons successivement :

La menace d'avortement ;

L'avortement inévitable ;

L'avortement fait partiellement ;

Les complications de l'avortement.

I. — Menace d'avortement.

Symptômes :

Retard des règles ou règles diminuées notablement d'abondance les mois précédents. Coliques violentes, douloureuses.

Ecoulement de sang par la vulve.

Au toucher, col ramolli, légèrement entr'ouvert.

Traitement :

Repos absolu au lit ;

Savonnage et lotions abondantes de la vulve ;

Evacuer le rectum à l'aide d'un lavement ;

Injecter sous la peau un centimètre cube de la solution :

> Chlorhydrate de morphine....... 0 gr. 10
> Eau de laurier-cerise............ 1 gr.
> Eau distillée.................... 9 gr.

Si les coliques s'arrêtent, attendre.

Sinon prescrire dans les 24 heures deux lavements composés de :

> Laudanum de Sydenham. Nouv. Cod. XXX à XL gouttes.
> Eau bouillie tiède, un verre à boire.

Faire la liste des objets qui peuvent être nécessaires pour le cas où l'avortement se poursuivrait :

3 cuvettes : une pour le savonnage des mains, une pour la solution antiseptique pour les mains, une pour les toilettes vulvaires.

1 brosse à ongles bouillie et conservée dans le récipient où elle aura bouilli.

1 bock à injections ;

1 bassin ;

1 canule en cristal pour les injections ;

1 pain de savon blanc ;

4 paquets de sublimé à 0 gr. 50 ;

20 paquets de permanganate à 0 gr. 50 ;

120 gr. de bisulfite de soude ;

100 gr. d'alcool à brûler ;

1 paquet d'allumettes ;

1 boite de gaze stérilisée en compresses ;
1 boite de coton hydrophile stérilisé en carrés ;
1 bandage en T.

Conserver soigneusement tous les produits expulsés spontanément.

II. — Avortement inévitable.

Symptômes :

Coliques persistantes malgré l'emploi du laudanum et de la morphine. Col ouvert. Perte de sang persistante.

Traitement :

Toilette de la vulve.

Attendre. — Prendre la température matin et soir. Si la fièvre s'allume, vider l'utérus.

III. — Avortement fait partiellement.

Symptômes :

Fœtus expulsé. Rétention du placenta que l'on reconnaîtra à ce que l'utérus reste gros, se contracte par intermittences.

Le toucher montre que le col ne se referme pas.

Parfois même le doigt introduit dans le col reconnaît la présence du placenta plus ou moins engagé.

Traitement :

Toilette vulvaire.

Eviter les injections vaginales sauf une après le toucher.

Prendre la température matin et soir.

Si la température monte, ou si l'on suppose des manœuvres criminelles, procéder immédiatement à l'évacuation de l'utérus.

Précautions aseptiques minutieuses.

a) *Le col est perméable.*

Procéder au curage digital suivi d'une injection intra-utérine chaude à l'eau oxygénée au 1/4 ou au permanganate. *Ne jamais se servir de sublimé ni de sels mercuriels pour les injections intra-utérines post partum.*

Si l'on n'est pas sûr que la totalité du délivre est évacuée, pratiquer un curetage instrumental soigneux et prudent (friabilité de l'utérus en travail) suivi d'un écouvillonnage à la teinture d'iode ou à l'aide de :

Créosote pure de hêtre........)
Glycérine.....................} ââ 20 gr.
Alcool à 90°................. ..)

b) *Le col n'est pas perméable.*

Endormir la malade ;

Dilatation aux bougies d'Hégar ;

Curage digital, immédiatement suivi de curetage instrumental ;

Lavage intra-utérin ;
Ecouvillonnage de la cavité utérine.

IV. — Complications de l'avortement.

Hémorragie — Infection.
Immédiatement anesthésie générale si la malade peut la supporter ;
Toilette vulvo-vaginale ;
Dilatation du col si besoin ;
Curage digital de la cavité du col ;
Lavage intra-utérin ;
Curetage instrumental ;
Ecouvillonnage à la teinture d'iode ou à la glycérine créosotée ;
Introduire dans l'utérus un gros drain de Mouchotte ou un gros drain en caoutchouc fort ;
Garnir le vagin avec des tampons de gaze ;
Pansement occlusif de la vulve.
Soins consécutifs.
Le *lendemain*, enlever les compresses vaginales.
Donner une injection vaginale ;
Pansement occlusif de la vulve ;
Sachet de glace sur l'abdomen si la température persiste ;
Injection intra-musculaire de 10 cmc. d'électrargol ;
Le *surlendemain* et les jours suivants :

Laisser la glace en place si besoin ;

Retirer le drain utérin ;

Pratiquer une grande irrigation intra-utérine ;

Remettre un drain de calibre un peu plus petit ;

Pansement occlusif de la vulve ;

Renouveler l'injection d'électrargol de deux en deux jours suivant indications.

FIBROMES UTÉRINS

Les fibromes sont des néoplasmes dont la structure rappelle ceux du tissu utérin lui-même. Ils sont *de nature bénigne*, en ce qu'ils ne sont pas susceptibles de se généraliser et d'infecter l'économie. Mais si la majorité d'entre eux constituent une infirmité légère, il en est un certain nombre, qui, par les accidents qu'ils engendrent, peuvent devenir une cause de mort pour l'individu qui en est atteint.

Les fibromes sont rares avant 30 ans.

Le célibat a été considéré comme une cause favorisant la production des fibromes.

Pour la stérilité, les opinions diffèrent entre ceux qui la regardent comme la cause et ceux qui la considèrent comme l'effet du développement des corps fibreux.

Symptômes généraux :

Hémorragies survenant au moment des règles ou entre les règles. Leucorrhée sous forme de pertes séreuses, distinctes de celles du cancer par l'absence d'odeur et leur intermittence. Douleurs lombaires par tiraillements, sciatiques par compression. Compression *de la vessie*, dysurie ; *du rectum*, hémorroïdes, coprostase ; *des uretéres*, néphrite, pyélite ; des gros troncs vasculaires, troubles cardiaques.

Symptômes locaux :

Augmentation de volume de l'utérus. Augmentation de la cavité utérine jusqu'à 20 cm.

Nous empruntons à Pozzi le tableau suivant qui groupe les types divers de fibromes que le clinicien peut être appelé à rencontrer.

I — Type métritique (fibrome interstitiel).

II. — Type à évolution vaginale.
- A. Fibrome du museau de tanche. { sessile / pédiculé
- B. Fibromes du corps, sous muqueux.
- C. Fibromes du corps pédiculé ou polypes { a). intra-utérins. / b). à apparitions intermittentes. / c). intra-vaginaux énormes polypes.

III. — Type à évolution abdominale. (Fibromes sous-péritonéaux ou interstitiels).
- A. Fibromes pédiculés.
- B. Fibromes sessiles.
- C. Fibromes sessiles inclus dans les ligaments larges.

Les symptômes généraux joints à un examen local très minutieux suffiront à déterminer la variété du fibrome en présence duquel sera le clinicien.

Pronostic :

S'il est généralement admis que beaucoup de fibromes ont une tendance naturelle à diminuer de volume au moment de la ménopause, il n'en est pas moins vrai que nombre d'auteurs ont signalé *la dégénérescence sarcomateuse* des myomes à cette période de la vie génitale féminine. Parfois aussi le fibrome a une tendance vers *l'énucléation spontanée*, témoins les polypes pédiculés. On a signalé aussi *la torsion* de l'utérus fibromateux, mais celle-ci doit être considérée comme une rareté. Bien plus fréquente est *la mortification*, le sphacèle du fibrome. Celle-ci peut amener des accidents graves. La tendance à l'élimination du fibrome sphacélé vers les organes creux du petit bassin (vessie, rectum), vers le péritoine, peut déterminer la mort de la malade.

Il faudra tenir compte également de *l'anémie profonde* que produisent les hémorragies répétées, *des néphrites* par compression des uretères, des *embolies* accompagnant surtout les tumeurs fibrokystiques.

On voit que les malades atteintes de fibromes utérins devront être surveillées rigoureusement de façon à pouvoir subir à temps l'exérèse chirurgicale.

Traitement :

A. *Traitement médical* ou *symptomatique.*

Le traitement médical consistera surtout à arrêter les hémorragies et à relever l'état général.

Souvent il sera nécessaire de l'employer dans le seul but de préparer la malade en vue de l'opération.

1° Injecter douze gouttes par jour dans une masse musculaire (fesse par exemple) de la solution suivante :

    Ergotine d'Yvon........................   5 gr.
    Hydrate de chloral....................   1 gr.
    Eau distillée .... 100 gr.
F. s. a. une solution stérilisée.

2° Prendre avant chacun des deux principaux repas dans un peu d'eau, vingt-cinq gouttes de :

    Extrait fluide d'hydrastis canadensis...   30 gr.

3° Voir hémostatiques.

4° Relever l'état général par l'arsenic à l'aide d'une des préparations suivantes :

    Liqueur de Fowler.................. ...   20 gr.

Deux gouttes le premier jour, augmenter de deux gouttes par jour jusqu'à vingt gouttes. Diminuer de deux gouttes par jour jusqu'à zéro. Repos quinze jours et reprendre.

    Liqueur de Fowler ....   5 gr.
    Tartrate ferrico-potassique............   10 gr.
    Rhum.............................}
    Sirop d'écorces d'oranges amères.}   ãã 50 gr.
    Eau distillée......................   200 gr.
Une à deux cuillerées à soupe par jour.

    Pyrophosphate de fer et de soude.....   6 gr.
    Arséniate de soude....................   0 gr. 06
    Alcoolature de citron .... }
    Eau distillée..................... }   ãã 25 gr.
    Sirop simple......................   1200 gr.
    Trois à quatre cuillerées à soupe par jour.

    Liqueur de Pearson..................   30 gr.
Vingt gouttes dans un peu d'eau avant chacun
des deux principaux repas.

    Arséniate de soude.............. ....   0 gr. 10
    Sirop de quinquina.............. }
    Sirop de gentiane............... }   ãã 200 gr.
Deux cuillerées à soupe par jour.

5° Faire garder le repos étendue.

6° Matin et soir, pratiquer une irrigation vaginale
à l'aide de quatre litres d'eau bouillie à 45°-50°.

7° « L'électrolyse ne peut aujourd'hui être considérée que comme un pis-aller et encore a-t-elle,
dans nombre de cas, des contre-indications abso-
lues qui doivent lui faire préférer un autre traitement (Pozzi). »

On peut cependant admettre que l'électricité
diminue les hémorragies.

B. *Traitement chirurgical palliatif.*

1° *En cas d'enclavement de l'utérus* fibreux rétro-fléchi dans le petit bassin et déterminant des accidents de compression de la vessie, des uretères, du rectum, des nerfs sciatiques, etc., pratiquer la réduction abdominale de l'organe.

Placer la malade en position genu-pectorale.

Pratiquer la réduction à l'aide de l'index et du médius introduits, soit dans le vagin, soit dans le rectum.

En cas d'échec, placer la malade dans la position latérale de Sims.

Administrer du chloroforme pour faire disparaître les contractures musculaires.

Réduire.

2° *En cas d'hémorragie*, chez des femmes approchant de la ménopause et présentant de petites tumeurs, on a le droit de tenter la *dilatation hémostatique du col*.

Placer la malade en position périnéale.

Introduire une valve déprimant la fourchette;

Saisir le col à l'aide d'une pince de Museux.

Dilater à l'aide des bougies d'Hégar en poussant la dilatation jusqu'au n° correspondant à un diamètre de 16 millimètres.

Donner du chloroforme si besoin.

Contre les hémorragies on a également préconisé la *méthode des ligatures artérielles* pratiquées, soit par voie abdominale, soit par voie vaginale. L'espoir des auteurs qui les ont pratiquées, était de voir survenir l'atrophie des fibromes.

Les observations publiées sont fort peu nombreuses et cette méthode est loin de constituer un traitement de choix. Cependant, et c'est la raison pour laquelle nous la signalons ici, elle peut rendre service pour le cas où des hémorragies répétées auraient mis la malade dans un état d'anémie grave qui interdirait de lui faire subir une intervention de durée un peu longue.

La castration ovarienne a pour but de déterminer chez la patiente une ménopause anticipée. Il est en effet généralement admis que, souvent, à cette période de la vie génitale de la femme, on voit survenir spontanément une diminution notable des accidents déterminés par les fibromes, en même temps que ceux-ci, si toutefois leur volume est peu considérable, ont une tendance naturelle vers l'atrophie.

Cette idée, un peu théorique, a rendu d'assez grands services il y a quelques années, alors que la technique moins bien réglée de l'hystérectomie rendait cette opération quelque peu redoutable.

Actuellement la castration ovarienne est de plus

en plus abandonnée, étant donné qu'elle n'a pas réalisé tous les résultats qu'on était théoriquement en droit d'en attendre.

C. *Traitement chirurgical curatif.*

Le véritable traitement des corps fibreux de l'utérus est l'ablation. Celle-ci peut être réalisée soit individuellement, soit en procédant à l'ablation de l'organe en même temps que de la tumeur qu'il comporte.

Si le fibrome est unique, facilement accessible par voie vaginale ou par voie abdominale, il peut être indiqué de l'enlever et de n'enlever que lui. Cependant cette pratique n'est pas universellement admise. L'examen de l'utérus, même pièces en mains, peut souvent laisser passer inaperçu un noyau fibreux interstitiel, si bien que pour beaucoup, il semble prudent de réaliser d'emblée l'hystérectomie chaque fois que l'on constate la présence d'un fibrome de certain volume et bien caractérisé. Il va sans dire que cette opinion ne s'applique pas aux corps fibreux saillant directement vers le vagin, souvent appelés *polypes* et dont l'exérèse par les voies naturelles est si indiquée et ne comporte pour la patiente qu'un traumatisme si minime, qu'elle laisse le champ libre pour une seconde intervention plus large si la nécessité de celle-ci venait à se faire sentir.

Quoique le praticien se trouve rarement dans la nécessité de procéder lui-même aux différentes interventions utilisées pour l'exérèse du fibrome, nous en dirons cependant quelques mots, pour lui faciliter l'orientation des conseils qu'il aura besoin de donner à ses clientes.

I. *Opérations par voie vaginale.*

Sont susceptibles d'être abordés par voie vaginale :

1° Les fibromes siégeant dans le col de la matrice ;

2° Les fibromes pédiculés dont l'implantation se trouve dans le col ou le corps de l'utérus.

3° L'indication est plus discutable dans les fibromes sous-jacents à la muqueuse utérine, mais en contact intime avec celle-ci.

L'ablation de ces fibromes pédiculés ou polypes de petit ou moyen volume est habituellement très simple.

Anesthésie générale.

Placer la malade en position dorsale gynécologique.

Toilette complète de la vulve et du vagin.

Des valves mettent le col en évidence.

Le polype est saisi avec des pinces et abaissé le plus possible. On s'assure par le palper sus-pubien que l'on ne détermine pas une inversion de l'utérus.

On tord le polype sur son axe par un mouvement de rotation imprimé à la pince.

Le pédicule tordu de quelques tours, on le sectionne à l'aide de forts ciseaux courbes au ras de son insertion, en ayant soin de continuer le mouvement de torsion de la pince qui tient le polype.

La torsion du pédicule suffit à déterminer l'hémostase en même temps qu'elle facilite le détachement du pédicule.

On termine l'opération par un curetage soigneux de la cavité utérine.

Si le polype a son insertion dans la cavité utérine on a eu soin, dans les jours qui précèdent l'intervention, d'assouplir et de dilater l'utérus à l'aide de laminaires.

Si la dilatation n'est pas suffisante au moment de l'intervention, on pourra la compléter à l'aide des bougies d'Hégar, ou même en débridant latéralement à droite et à gauche le col avec des ciseaux.

Dans le cas ou après l'intervention, l'utérus saignerait de façon inquiétante, on procéderait au tamponnement hémostatique de la cavité utérine.

Les fibromes siégeant dans le col seront volontiers traités par l'énucléation.

Les précautions antiseptiques prises, on incisera franchement la capsule de la tumeur.

A l'aide des doigts ou d'une spatule courbe, on poursuivra petit à petit la décortication de la tumeur. Celle-ci sera facilitée par la rotation de la tumeur que l'on déterminera à l'aide de pinces à griffes; on terminera soit en suturant par capitonnage la cavité laissée par l'ablation de la tumeur, soit en procédant à un tamponnement.

Péan a vulgarisé et fait entrer dans la pratique de certains chirurgiens l'ablation de l'utérus fibromateux par la voie vaginale.

Cette hystérectomie par voie basse qui, entre ses mains, avait donné des résultats très brillants, est en réalité loin d'être exempte de dangers.

Très heureuse au temps où l'asepsie ne connaissait pas encore la rigueur scientifique à laquelle elle est parvenue actuellement, l'hystérectomie vaginale comporte tous les inconvénients des opérations faites au fond d'un tunnel qu'il est fort malaisé d'éclaircir, d'où, outre les dangers d'hémorragies secondaires qu'elle entraîne, les gros inconvénients des opérations aveugles : pincement des uretères, de la vessie ou du rectum avec le cortège des accidents qu'ils entraînent.

Cette technique est de plus en plus bannie de la pratique chirurgicale moderne.

II. *Opérations par voie abdominale.*

Sauf les polypes et les fibromes intra-cervicaux, toutes les tumeurs fibreuses ont, pour nous, avantage à être abordées par voie abdominale, la seule qui donne au chirurgien une large et claire voie par laquelle il évolue à l'aise.

Par ce chemin, l'énucléation des tumeurs est des plus aisées ; la technique en est actuellement bien réglée et répond à des indications précises.

Sont justiciables de cette intervention :

1° Les fibromes sous-péritonéaux pédiculés ;

2° Les fibromes sessiles ;

3° Les fibromes interstitiels uniques.

L'énucléation, dans ces cas, n'est véritablement indiquée que chez les femmes jeunes, présentant des annexes saines et dont les tumeurs ne présentent qu'un volume peu considérable.

L'opération de choix, chez toutes les malades proches de la ménopause, ou chez les malades jeunes ne présentant pas les conditions ci-dessus énoncées, est sans contredit *l'hystérectomie totale* ou *subtotale* suivant les cas appréciables par le chirurgien.

Nous donnons personnellement la préférence à *l'hystérectomie totale* chaque fois qu'elle est réalisable, après avoir vu par deux fois des moignons d'hystérectomie subtotale dégénérer secondairement en épithéliomas du col. La discussion qui eut lieu il y a deux ans à la Société de Chirurgie de Paris apporte un poids considérable à cette manière de voir.

FIBROMES ET GROSSESSE

Quoique les fibromes aient longtemps été considérés comme une cause de stérilité, il n'est pas
extrêmement rare de voir enceintes des femmes
atteintes de fibromes.

La coexistence de grossesse et de fibromes est
une question d'espèces. Il est aisé à comprendre que
si le fibrome sous-muqueux, par la déformation du
canal génital qu'il engendre, détermine le plus
souvent la stérilité, par contre, le développement
d'un fibrome sous-séreux est parfaitement compa-
tible avec la fécondation.

Diagnostic :

Le plus souvent facile constatation de bosselures
irrégulières à la palpation (ne pas confondre avec
les petites parties fœtales).

Songer à la grossesse extra-utérine en cas de
fibrome intra-ligamentaire.

Songer à la possibilité d'une grossesse gémellaire.

Tenir compte des métrorragies pour asseoir le
diagnostic.

En cas d'hémorragies penser cependant à la possibilité du placenta prœvia.

Conduite à tenir :

I. Pendant la grossesse.

Expectative tant que celle-ci ne s'accompagne d'aucune complication.

Les accidents possibles sont les suivants :

1º Compression de l'urètre, de la vessie ou du rectum ;

2º Compression déterminant des douleurs intolérables ne laissant à la mère aucun moment de repos ;

3º Une gêne circulatoire se manifestant par des œdèmes, de l'insuffisance cardiaque ;

4º Des vomissements pouvant devenir incoercibles ;

5º Des hémorragies mettant en péril la vie de la malade ;

6º Une augmentation extrêmement rapide du volume de la tumeur.

Contre ces accidents, il est indiqué de tenter la *myomectomie* chaque fois qu'elle sera praticable.

L'ablation pure et simple de polypes du col entraîne assez rarement l'interruption de la grossesse.

Pour les fibromes interstitiels cette éventualité est beaucoup plus à redouter.

L'hystérectomie ne trouvera son indication que s'il est impossible de faire autrement, si, par exemple, au cours de la myomectomie, l'hémostase complète devenait impraticable, si l'œuf venait à être ouvert.

Enfin, elle pourra être pratiquée d'emblée par suite du grand nombre de tumeurs fibreuses, dans les cas d'hémorragies graves ou de vomissements absolument incoercibles.

La pratique de *l'avortement thérapeutique* ou de *l'accouchement prématuré* provoqué sont à rejeter complètement par suite des risques d'hémorragie et d'infection qu'ils font courir à la malade.

II. Pendant le travail.

En cas de fibrome sous-séreux, celui-ci a bien des chances de ne provoquer aucun accident ; on se tiendra donc dans l'expectative.

Si la tumeur est pelvienne, on n'aura à intervenir que si son volume arrête la continuation du travail.

En général, les interventions obstétricales : forceps, version, sont à rejeter.

Si l'obstruction pelvienne est incomplète, on pourra tenter *l'éradication* d'un polype ou la *myomectomie*. Il sera préférable d'intervenir à terme, avant le début du travail.

Le chirurgien n'hésitera pas à pratiquer l'*hysté-*

rectomie abdominale totale précédée de *césarienne.* Cette conduite est la seule rationnelle en présence de tumeurs qu'il est impossible d'énucléer.

III. Pendant les suites de couches.

Outre l'infection toujours possible, le grand danger réside dans la fréquence des hémorragies. Si celles-ci ne se produisaient pas, on se contenterait de surveiller l'involution normale de la matrice. Dans le cas contraire et si l'hémorragie ne cède pas aux différents moyens hémostatiques habituels (chlorure de calcium, eau de Rabel, stypticine, injections chaudes, tamponnement), il devient urgent de pratiquer l'*hystérectomie* d'urgence. C'est la seule chance de salut de la parturiente.

L'infection s'aggrave, en cas de fibrome, de la possibilité de dégénérescence gangréneuse du corps fibreux. En ce cas, le curetage est contre-indiqué. Le seul traitement sera *l'hystérectomie totale.*

Cancer de l'utérus

Sous le nom de cancer de l'utérus, nous étudierons dans ce chapitre les épithéliomas, réservant

pour une étude ultérieure les sarcomes et les endo-
théliomes moins fréquents et que l'on désigne
habituellement sous leur dénomination propre de
sarcome ou d'endothéliome.

Nous aurons successivement en vue l'épithélioma ou cancer du col et l'épithélioma ou cancer du
corps de la matrice.

I. — Cancer du col.

Quelle que soit la forme histologique (pavimen-
teuse, cylindrique), quelle que soit la forme anatomique (cavitaire, liminaire ou vaginale, nodulaire,
papillaire), les symptômes, les voies d'envahissement et le traitement sont sensiblement les mêmes ;
nous ne ferons donc pas de sous-chapitres.

Symptômes :

Début très insidieux. Soupçonner le cancer, surtout chez les femmes proches de la ménopause chez
lesquelles les pertes menstruelles s'accentuent.
*Après la ménopause, un retour de l'apparition des
règles est le symptôme capital du début de l'évolution
d'un cancer.* (E. Reymond).

Le toucher permet de constater l'induration en
noyaux, l'état ulcéreux du col, souvent augmenté
de volume.

Le *spéculum* permet de voir les ulcérations recouvrant le plus souvent une tuméfaction, *des végétations en chou-fleur.*

Il n'y aura plus de doute possible lors de l'apparition de pertes rosées ou roussâtres, d'une fétidité particulière, pénétrante, qui fait soupçonner la lésion au seul relèvement des draps de la malade.

Diagnostic :

Le diagnostic précoce est seul difficile, mais la précocité a une telle importance dans le cancer que le praticien devra y apporter tous ses soins.

La différenciation entre la métrite et le cancer du col est assez délicate au début, cependant :

La leucorrhée du cancer est roussâtre, séreuse ;

La leucorrhée de la métrite est muqueuse, muco-purulente ;

L'ulcération du cancer est anfractueuse, semée de points jaunâtres, de consistance indurée, souvent encadrée par des bourgeonnements en chou-fleur. Elle donne lieu soit à une prolification, soit à une perte de substance marquée ;

L'ulcération de la métrite est diffuse, ne donne lieu ni à des bourgeonnements, ni à des pertes de substance et apparaît après détersion de la région du muco-pus qui la recouvre généralement.

La nécessité impérieuse d'être fixé commande au praticien de procéder à un raclage ou mieux à un prélèvement sanglant de la région suspecte, aux fins d'examen histologique (biopsie).

Nous n'insisterons pas sur le diagnostic avec les polypes fibreux ulcérés : un peu d'attention suffit à montrer l'indépendance relative de cette production par rapport au tissu propre du col.

Traitement :

Le traitement radical du cancer du col n'est possible que si la lésion est bien limitée aux tissus de l'organe. Le traitement palliatif s'adresse aux tumeurs ayant envahi les organes voisins, cas dans lesquels l'extirpation de l'organe est inutile, impossible ou trop dangereuse.

I. *Traitement radical.* Le traitement radical a pour idéal l'ablation totale de tous les tissus envahis par la néoplasie. On a proposé : l'amputation haute du col, l'hystérectomie.

L'amputation haute du col est actuellement totalement délaissée. Nous n'en parlons que pour mémoire. Son pronostic est la récidive fatale *in situ*.

L'hystérectomie est pratiquée : par la voie vaginale, par la voie abdominale ou par méthode mixte vagino-abdominale. Nous avons exposé nos idées concernant l'hystérectomie par voie vaginale à l'article fibrome. Nous n'y reviendrons pas. Par voie abdominale sera tentée l'ablation de l'utérus chaque fois que le bistouri pourra dépasser complètement et largement les limites de la tumeur au niveau des culs-de-sac vaginaux. Ce n'est pas ici le lieu d'en exposer la technique.

Dans ces dernières années on a proposé et exécuté l'intervention en 2 temps. Dans le premier temps on circonscrit et ferme en une sorte de bourse le vagin dans son segment supérieur. Celui-ci enferme complètement la tumeur. Dans le second temps on procède à l'hystérectomie par voie abdominale. Ce procédé aurait l'avantage d'éviter les inoculations secondaires au niveau de la plaie abdominale lors de l'extraction haute de la tumeur. De plus l'hystérectomie abdominale permet de rechercher et extirper les ganglions du petit bassin appartenant au système lymphatique utérin, et pratiquer un véritable curage du petit bassin.

II. *Traitement palliatif.* Applicable aux cas où :

1° Le cancer est soupçonné s'être propagé aux organes avoisinants ou à la profondeur.

On reconnaît le fait à ce que : la mobilité est très diminuée, l'utérus ne peut pas ou peut difficilement être abaissé.

2° Le cancer a envahi le vagin.

3° Le cancer a envahi la vessie ou le rectum.

On le reconnaît à l'induration très spéciale, cartonneuse, immobilisable qu'ont acquis ces viscères lorsque l'œil lui-même ne constate aucun bourgeonnement spécifique.

Dans ces cas le traitement de choix est le curetage soigneux de toutes les régions suspectes, à la curette tranchante. Ce curetage sera suivi ou non, suivant les auteurs, d'une cautérisation ignée énergique.

Après le curetage pratiquer un tamponnement un peu serré à la gaze aseptique. Renouveler le pansement au bout de 48 heures. Puis entretenir la propreté de la cavité vaginale par des irrigations antiseptiques. Ce traitement calme les douleurs, arrête les hémorragies.

Il est préférable aux cautérisations chimiques : pâte de Canquoin, caustique Filhos.

La solution de chlorure de zinc aux 2/3 utilisée à l'aide de tampons d'ouate mis au contact de la tumeur, recouverts eux-mêmes de tampons imbibés de solution concentrée de bicarbonate de soude, a donné quelques résultats encourageants.

Dans ces dernières années eut lieu un véritable engouement pour les pansements vaginaux au carbure de calcium. Cette méthode a souvent permis de faire disparaître la fétidité, diminuer les écoulements sanieux et de calmer les douleurs pendant quelque temps.

On place dans le vagin contre la production bourgeonnante de petits fragments de carbure de calcium. On les maintient en place par un tamponnement à la gaze ou aux tampons d'ouate. 48 heures après on enlève le pansement et on administre une injection antiseptique. Il s'est formé une escharre ayant détruit en partie la tumeur.

On peut renouveler ce pansement de temps en temps.

a) Comme désodorisants on emploiera :

    Liqueur de Labarraque............ 500 cmc.
Un demi-verre pour un litre d'eau bouillie chaude.

    Permanganate de potasse... ... .   1 gr.
Pour un litre d'eau bouillie chaude.

    Formol............................... 25 gr.
    Eau................................. 500 cmc.
Une cuillerée à café pour un litre d'eau.

    Acide thymique.....................   2 gr.
    Alcool à 90°...................... 100 gr.
    Eau distillée..................... 400 cmc.
Deux cuillerées à soupe pour un litre d'eau.

b) Pour diminuer les pertes ichoreuses :

On pratiquera des pulvérisations vaginales à l'aide d'une des poudres suivantes :

Aristol, Dermatol, Ektogan, Orthoforme, Perborate de soude, Salol, Anias.

Soit pures, soit en compositions :

Aristol........................... 5 gr.
Chlorate de soude................⎫
Sous-nitrate de bismuth..........⎭ āā 10 gr.

F. s. a. une poudre composée.

c) Contre les hémorragies (voir hémostatiques) utiliser des tamponnements avec :

Adrénaline.
Perchlorure de fer.
Antipyrine.
Ferripyrine.

d) L'érythème de la vulve, du périnée et des cuisses sera combattu par une propreté rigoureuse.

Lotions à l'eau blanche.

Onctions de vaseline boriquée ou avec la pommade suivante :

Acide salicylique.................... 1 gr.
Oxyde de zinc.....................⎫
Poudre d'amidon..................⎭ āā 2 gr.
Vaseline............................. 80 gr.

F. s. a.

e) Contre les douleurs.

Térébenthine de Chio.............. 0 gr. 50
Excipient.......................... Q. s.

Pour une pilule N° 20.

Une à deux pilules par jour avant les repas.

Suppositoires :

Chlorhydrate de morphine..........	0 gr. 01
Extrait de belladone................	0 gr. 02
Beurre de cacao.....................	4 gr.

Pour un suppositoire N° 10.
Un suppositoire matin et soir.

Lavements.

Chloral............................	2 à 4 gr.
Jaune d'œuf N° 1.	
Lait................................	250 cmc.
Laudanum de Sydenham............	XX gouttes

ou :

Hydrate de chloral................/	
Antipyrine........................}	ââ 1 gr.
Bromure de potassium............\	
Lait................................	150 cmc
Laudanum de Sydenham...........	XX gouttes

Faire précéder ces lavements à conserver de l'administration d'un grand lavement évacuateur.

Injections hypodermiques.

Chlorhydrate de morphine..........	0 gr. 10
Eau distillée......................	10 cmc.

F. s. a. une solution stérilisée 1 à 5 centimètres cubes
par 24 heures.

f) Soigner le tube digestif.

Veiller aux évacuations régulières de l'intestin
(voir laxatifs).

Alimentation très végétarienne : légumes verts,
fruits, pruneaux.

Lavements quotidiens à l'eau bouillie addition-

née de glycérine (3 ou 4 cuillerées à soupe), miel
(deux cuillerées à soupe).

> Poudre de rhubarbe................... 0 gr. 90
> Poudre de belladone.................. 0 gr. 01

F. s. a. un cachet No 6.
Un cachet le soir.

> Podophyllin......................... 0 gr. 03
> Extrait de belladone............ .... 0 gr. 01

F. s. a. une pilule N° 10.
Une pilule le soir.

Stimuler l'appétit par les amers et les toniques
(voir ce mot).

> Teinture amère de Baumé......... 20 gr.

III gouttes avant chacun des 2 principaux repas.

> Teinture de noix vomique......... 30 gr.

X gouttes avant chacun des 2 principaux repas.

> Quassine amorphe................. 0 gr. 01

pour une pilule n° 20 — Deux pilules par jour.

> Vin de quinquina................. 1 bouteille

un verre à Bordeaux un 1/4 d'heure avant les repas.

> Vin de Colombo................... 1 bouteille

un verre à Madère un 1/4 d'heure avant les repas.

II. — Cancer du corps.

Symptômes :

Ecoulement roussâtre d'odeur spéciale. Expulsion de petits débris comparables à de la raclure
de boyaux. Signe capital, hémorragies.

Douleurs trop tardives pour avoir une valeur diagnostique.

Toucher : augmentation de volume de l'utérus, bosselures petites de consistances variables. Le col est souvent ramolli et légèrement entr'ouvert comme celui d'un utérus gravide.

Après la ménopause, l'apparition d'une hémorragie impose l'idée de cancer au début. (Reymond).

Diagnostic :

S'il y a hésitation sur la nature de la lésion, pratiquer un curetage de la cavité utérine. Examiner le produit du raclage au microscope.

Le cancer du corps de l'utérus présente une évolution relativement lente. La chirurgie large présente dans ces cas des guérisons de longue durée.

Traitement :

Le traitement qui s'impose est l'hystérectomie par voie abdominale.

Dans le cas où celle-ci ne serait plus praticable, on aurait recours au traitement palliatif énoncé pour le traitement du cancer du col.

Cancer et grossesse

Il n'y a lieu ici d'envisager que l'évolution d'une grossesse en présence d'un néoplasme du col. Le développement de celle-là étant pratiquement incompatible avec la présence de celui-ci.

La grossesse aggrave l'évolution du néoplasme.

L'envahissement, la formation de métastases ganglionnaires sont plus rapides.

La présence du néoplasme est fréquemment cause d'avortement ou d'accouchement prématuré.

Au cours du travail, à terme, on doit redouter : un travail désespérément lent, la rupture prématurée de la poche des eaux, la mort du fœtus, parfois l'infection utérine.

Si les contractions utérines sont énergiques, on doit redouter les grandes déchirures hémorragipares du col, la rupture de l'utérus.

Traitement (d'après Pozzi).

1º Les lésions sont très étendues et ne permettent pas une opération radicale.

Tenter d'amener la grossesse à terme. A ce moment sauvegarder l'existence de l'enfant par une césarienne si besoin.

2º Les lésions sont opérables.

Avant le 4e mois, pratiquer l'hystérectomie comme en cas d'utérus non gravide.

Après le commencement de la 2e moitié de la grossesse, temporiser si possible jusqu'au début du travail. A ce moment, pratiquer une césarienne suivie d'hystérectomie totale.

Môle hydatiforme

Quoique l'étude de la môle hydatiforme soit surtout du ressort de l'accoucheur, le gynécologue ne peut cependant la passer complétement sous silence.

La môle est une maladie des membranes de l'œuf. On ne sait rien de précis sur l'étiologie de la môle hydatiforme.

Symptômes :

Présente au début l'apparence de l'évolution d'une grossesse normale ; vers le troisième mois, parfois avant apparaissent *les hémorragies.* Celles-ci sont plus ou moins abondantes et laissent à leur suite un écoulement roussâtre ou séro-sanguinolent.

Les hémorragies augmentent ensuite de fréquence

et de durée, pouvant quelquefois mettre en danger les jours de la malade.

Le développement rapide de l'utérus n'est bientôt plus en rapport avec l'âge de la grossesse. Vers trois ou quatre mois de gestation, la malade peut présenter l'aspect d'une grossesse proche du terme.

Parfois au contraire l'utérus paraît plus petit que ne le comporte la durée de gestation supposée.

A l'auscultation, pas de bruits fœtaux. La môle peut cependant évoluer en même temps qu'une grossesse véritable, cas auquel ce précieux signe manque.

Les symptômes généraux sont très variables. Le plus souvent l'état général s'altère rapidement, en l'absence même d'hémorragies abondantes.

La môle est généralement expulsée entre le deuxième et le sixième mois. Parfois cependant elle occupe encore l'utérus au delà du neuvième mois. L'expulsion se fait en masse, accompagnée d'une hémorragie souvent très violente.

Diagnostic :

Le seul signe de certitude de l'évolution d'une môle réside dans l'expulsion spontanée de vésicules.

Accompagnée de signes de grossesse il faudra la distinguer du placenta prævia.

En l'absence de signes de grossesse l'erreur sera possible avec les tumeurs utérines.

Traitement :

Si le diagnostic ferme a pu être établi il est de toute nécessité de provoquer le plus tôt possible l'expulsion de la môle par un des procédés d'avortement thérapeutique (sonde de Krause, ballon de Champetier).

Si la môle n'est reconnue que lors de son expulsion, on devra s'assurer par le toucher intra-utérin que la cavité utérine est parfaitement libre après l'expulsion et qu'il n'y subsiste aucun débris étranger.

En cas de rétention on pratiquera un curage digital ou un curetage soigneux, en se souvenant de la friabilité extrême du tissu utérin dans ces cas.

DÉVIATIONS DE L'UTÉRUS

A l'état normal, l'utérus est situé à peu près dans l'axe de la filière génitale, c'est-à-dire dans une situation d'antéversion légère, son bord supérieur venant affleurer le bord supérieur du pubis.

L'utérus n'est solidement fixé qu'au niveau de son col par les ligaments utéro-sacrés qui lui forment une sangle de sustentation. Les ligaments larges et les ligaments ronds ne lui servent guère que de cordages d'orientation, trop faibles qu'ils sont pour servir de véritables moyens de fixation.

Il en résulte qu'à la suite des changements considérables de consistance, de volume et de forme subis par l'utérus à chaque grossesse, celui-ci par suite de la statique habituelle des individus tend à basculer, à s'incurver en avant ou en arrière, d'où l'apparition des anté ou rétro-versions, des anté ou rétro-flexions.

Les fléchissements latéraux sont dus le plus souvent à la présence de tumeurs ou d'inflammations pelviennes, fibromes, salpingo-ovarites.

Nous étudierons successivement les traitements à apporter aux antéversions, antéflexions, rétroversions, rétroflexions.

Les latéroversions et flexions sont du domaine pathologique des lésions qui les ont engendrées.

Antéversion

Symptômes :

Dans l'antéversion, l'utérus tombe en avant, disparaît derrière le pubis, repose sur la vessie, son col fuit en arrière, l'orifice regarde vers le sacrum.

Evacuant plus difficilement ses sécrétions normales, la matrice tend à s'enflammer, augmente de volume, une métrite se constitue.

Le toucher vaginal met en évidence cette attitude par les signes suivants :

Le cul-de-sac antérieur est occupé par une masse plus ou moins dure constituée par le corps utérin.

Le cul-de-sac postérieur est occupé par le col, que le doigt explorateur peut parfois difficilement atteindre. L'orifice du col, tout à fait en arrière, doit être recherché pour pouvoir en apprécier et fixer l'orientation.

Les culs-de-sac latéraux sont libres si les annexes sont saines.

La main hypogastrique explore la face postérieure de l'utérus.

Par le palper combiné au toucher il peut être possible de redresser l'utérus, la déviation est dite *réductible.*

Parfois, l'inflammation concomitante du péritoine du petit bassin a constitué des brides d'adhérences entre l'utérus et les organes voisins : la la déviation est *irréductible.*

Le syndrome utérin de Pozzi est constant : Troubles digestifs, Ténesme vésical et rectal souvent très marqués, Douleurs pelviennes et lombaires.

L'entéroptose accompagne souvent l'antéversion.

Diagnostic :

Les symptômes décelés par l'examen vaginal imposent le diagnostic. Il sera très rarement indiqué de recourir au cathétérisme de l'organe pour fixer sa position. Dans le cas où celui-ci deviendrait nécessaire il faudra aller chercher le col avec une pince de Museux dans le cul-de-sac postérieur pour mettre l'orifice du museau de tanche en évidence.

Traitement :

Avant tout il est nécessaire de s'adresser à la

métrite qui augmente la douleur et entretient la position vicieuse de l'organe.

Nous renvoyons le lecteur à l'article métrite en rappelant cependant ici que le clinicien prescrira :

1º Des injections vaginales très chaudes prises dans le décubitus horizontal ;

2º L'application de tampons glycérinés ou d'ovules à l'ichtyol ou au thigénol ;

3º Les évacuations répétées de l'intestin ;

4º Les bains de siège et les grands bains ;

5º Le curetage après s'être assuré de l'intégrité des annexes ;

6º Le port d'une ceinture abdominale contre l'entéroptose;

7º Le port d'un pessaire aussi simple que possible pour en faciliter le nettoyage et l'entretien.

Le meilleur est le pessaire de Dumontpallier. C'est un anneau de caoutchouc renforcé par un ressort intérieur ; on l'introduit en le pliant entre le pouce et l'index, en le lubréfiant avec un peu de vaseline.

On le pousse ainsi jusqu'au fond du cul-de-sac postérieur. En l'abandonnant il tend de lui-même à se placer en bonne position. On s'en assure avec le doigt. Le col doit occuper l'orifice du pessaire, le bord antérieur repose sur le bord supérieur du pubis.

Le pessaire sera de dimensions correspondantes à celles du vagin. Les numéros 4, 5, 6 sont les plus couramment employés.

8º Revoir la malade quinze jours après l'application du pessaire, s'assurer que celui-ci ne blesse pas. En ce cas le pessaire peut être laissé en place pendant un à deux mois consécutivement. Il suffira de prescrire des soins hygiéniques quotidiens sous forme d'injections à l'aide d'un antiseptique tel que :

> Liqueur de Labarraque............. 500 cmc.
> Un demi-verre pour 2 litres d'eau bouillie.

> Sublimé.............................. 1 gr.
> Acide tartrique....................... 1 gr.
> Indigo.............................. Q. s.
> F. s. a. un paquet pour 2 litres d'eau bouillie.

> Eau oxygénée...................... 500 gr.
> Un verre pour deux litres d'eau bouillie.

9º Après trois ou quatre mois de traitement, enlever le pessaire pendant quelques jours et ne le remettre qu'au cas où le besoin s'en ferait encore sentir ;

10º Stimuler l'état général par les tubs tièdes (36-37º) suivis de frictions alcoolisées et de repos au lit pendant une heure, les préparations stimulantes : arsenic, quinquina, strychnine. Combattre l'anémie (voir Reconstituants).

Si la malade ne se trouve pas suffisamment soulagée par ce traitement, il y aura lieu alors de dis-

cuter les indications d'une fixation opératoire, soit
par hystéropexie, soit par un des procédés de rac
courcissement des ligaments ronds.

Antéflexion

On dit que l'utérus est en antéflexion lorsque le
doigt explorateur suivant la face antérieure de
l'utérus perçoit un pli de flexion, un angle dans
lequel son extrémité peut s'engager.

Symptômes :

L'aménorrhée ou un retard dans l'apparition des
règles, la *dysménorrhée* non membraneuse sont de
bons symptômes servant à orienter le clinicien vers
la recherche de l'antéflexion congénitale.

Les malades se plaignent souvent de *douleurs*
pendant le coït. La *stérilité* reconnaît souvent pour
cause une antéflexion. L'avortement est fréquent
chez les femmes atteintes d'antéflexion. Leur conseiller le repos absolu dans le décubitus dorsal.

Dans ces cas, sont constants les phénomènes du
syndrome utérin (troubles digestifs, dysurie, ténesme rectal, douleurs pelviennes et lombaires).

Diagnostic :

Par le toucher, le doigt reconnaît l'angle formé

par le corps utérin sur le col. Poursuivant l'exploration d'arrière en avant, il perçoit dans le cul-de-sac antérieur le fond de l'utérus infléchi, capable de se trouver au même niveau que le col utérin.

Le col reste le plus souvent dans l'axe de la filière génitale. L'orifice du col regarde en bas et légèrement en arrière.

La présence d'un corps fibreux logé dans la paroi antérieure de l'utérus peut en imposer pour une antéflexion. Dans les cas douteux, le cathétérisme de la cavité utérine trancherait le diagnostic.

Traitement :

L'antéflexion n'est généralement douloureuse que par la métrite concomitante. Par conséquent :

1° Curetage suivi d'injection iodée.

2° En même temps que le curetage, il est souvent indiqué de pratiquer une amputation du col hypertrophié (Schrœder).

En cas d'antéflexion congénitale, et si l'on recherche la fécondation, on procédera au redressement et à la dilatation :

1° Assouplir les tissus utérins et commencer la dilatation par l'introduction de tiges de laminaires stérilisées suivant une méthode qui leur conserve leur souplesse. Ne pas rechercher une très grande dilatation par la laminaire ;

2° Fixer le col à l'aide d'une pince de Museux, passer des bougies de Hégar en commençant par les tout petits numéros pour arriver au numéro 20. On fera passer trois ou quatre numéros à chaque séance. Celles-ci auront lieu tous les trois à quatre jours.

Faire quatre à cinq séances chaque mois pendant les jours qui précèdent les règles.

Au bout de quelques mois, on arrivera à une dilatation avec redressement correspondant au numéro 30.

Cette méthode agit en même temps comme une sorte de massage, et il n'est pas rare de voir des femmes aménorrhéiques par antéflexion, voir revenir régulièrement et normalement leurs époques.

Contre la dysménorrhée prescrire :

1° Le port d'une ceinture hypogastrique ;

2° Le massage utérin pratiqué à l'aide de deux doigts introduits dans le vagin et de l'autre main placée sur l'hypogastre ;

3° Tenir compte de la dysménorrhée qui peut avoir pour cause une lésion ou une insuffisance ovarienne et lui appliquer le traitement convenable. Résection ovarienne, ignipuncture, castration.

Le col, conique, peut être sténosé :

Pratiquer alors la stomatoplastie (voir sténose du col). De toutes façons on aura recours à la médication calmante :

Grands bains tièdes prolongés ;
Suppositoires morphinés ou belladonés ;
Lavements calmants.
(Voir douleurs pelviennes).

On a proposé de pratiquer la cure radicale de l'antéflexion à l'aide d'une résection cunéiforme exécutée par laparotomie, intéressant tous les tissus de l'utérus, sauf la muqueuse, au niveau de la coudure. On suture ensuite bord à bord les lèvres de la plaie ainsi formée. Cette intervention n'est indiquée que pour empêcher de se reproduire une déviation déjà traitée comme il a été dit précédemment. Cette opération est difficile à exécuter.

Les déviations en arrière sont de beaucoup les plus fréquentes et nécessitent plus fréquemment l'intervention du thérapeute.

Il y a lieu de distinguer : *les rétrodéviations adhérentes*, le plus souvent reliquat d'une réaction de pelvi-péritonite plus ou moins aiguë, et les *rétrodéviations non adhérentes* provoquées soit par une coudure utérine au niveau de l'isthme, soit par un relâchement des ligaments ronds. Celles-ci sont le plus souvent consécutives aux grossesses.

Rétroversion

Symptômes :

Plus rare que la rétroflexion, ses symptômes se confondent le plus souvent avec ceux de la métrite qui l'accompagne. Le *syndrome utérin* y est de règle. La stérilité est habituelle. Le ténesme vésical et surtout le ténesme rectal sont des plus fréquents.

Le toucher fait percevoir :

Cul-de-sac antérieur occupé par le col utérin dont l'orifice regarde franchement avant.

Cul-de-sac postérieur occupé par le corps de l'utérus dur augmenté de volume, réductible ou non réductible suivant la présence ou l'absence d'adhérences, reconnu par la palpation hypogastrique combinée au toucher ;

Culs-de-sac latéraux plus ou moins libres suivant l'état des annexes.

Diagnostic :

Les signes fournis par le toucher sont le plus souvent suffisants pour asseoir le diagnostic. La palpation hypogastrique soigneuse évitera de prendre pour le corps utérin basculé dans le cul-de-sac postérieur une trompe ou un ovaire enflammé ; un fibrome interstitiel de la paroi postérieure de l'utérus, une collection purulente ou sanguine enkystée dans le Douglas.

Une source d'erreur réside dans la présence de scyballes accumulées dans le rectum. Celui-ci devra être évacué s'il y a hésitation.

Le cathétérisme, pratiqué avec la plus grande prudence sitôt après les règles, tranchera les hésitations.

Traitement :

Se confond avec celui de la rétroflexion.

Nous renvoyons le lecteur un peu plus loin pour en trouver l'exposé.

Rétroflexion

Symptômes :

Syndrome utérin, *phénomènes nerveux très accentués*, stérilité, constipation, tel est le cortège habituel des symptômes généraux de la rétroflexion.

Au toucher on constate :

Cul-de-sac antérieur, plus ou moins occupé par le col utérin dont l'orifice regarde en bas et un peu en avant ;

Cul-de-sac postérieur occupé par le corps utérin dont on parvient à sentir le fond en déprimant la muqueuse vaginale. Le doigt explorateur se portant d'avant en arrière constate la présence d'un sillon marqué, quelquefois si étroit que la pulpe elle-même peut à peine s'y engager. Culs-de-sac latéraux e npâtés le plus souvent, voire même quelquefois complétement occupés par des masses plus ou moins volumineuses correspondant aux annexes enflammées.

Le palper hypogastrique, généralement facile à pratiquer chez ces malades amaigries, permet de constater la vacuité relative du petit bassin et ce n'est qu'en déprimant fortement la paroi abdominale que les doigts arrivent à palper très loin la face antérieure de l'utérus. Celle-ci est souvent si bien coudée qu'elle peut en imposer pour le fond de l'utérus.

Diagnostic :

Le toucher fait faire le diagnostic facilement dans la plupart des cas. Le toucher rectal rendra parfois des services pour lever une hésitation.

Les erreurs possibles sont les mêmes que celles qui se sont présentées pour la rétroversion. Je n'y insisterai pas.

Mais il est nécessaire de bien préciser la réductibilité plus ou moins grande de l'organe, de celle-ci dépendra la thérapeutique à employer.

Traitement :

Par où commencer ? Traiter la métrite ou corriger la déviation ? Pozzi conseille de traiter la métrite d'abord.

Nous nous rallions volontiers à son opinion.

Je n'insisterai pas sur le traitement de la métrite déjà exposé plusieurs fois (Métrite. Antédéviation de l'utérus).

Ce traitement ne devra être entrepris que lorsque le toucher explorateur aura montré des annexes indemnes de toute inflammation aiguë, si minime soit-elle. La glace sur le bas-ventre, les compresses chaudes et l'immobilisation au lit plus ou moins prolongée permettront d'obtenir le refroidissemen⁺ des annexes malades.

a) Rétrodéviation récente facilement réductible.

Prescrire :

1° Tous les jours, matin et soir, prendre pendant 5 minutes la position genu-pectorale (position de la prière mahométane) en ayant soin de s'introduire dans le vagin soit un petit spéculum grillagé, soit plus simplement une canule à injections pour permettre l'entrée de l'air dans ce viscère ;

2° Se coucher sur le ventre et s'habituer à dormir dans cette attitude.

b) Rétrodéviation avec adhérences.

Réduction bi-manuelle.

Faire mettre la malade dans la position latérale ; voire même dans la position genu-pectorale si besoin.

Refouler avec deux doigts le col dans le cul-de-sac postérieur, tandis qu'avec la main opposée on saisit à travers la paroi abdominale le fond de l'utérus que l'on fait basculer en avant.

Cette méthode peut être aussi employée lorsque la femme est dans le décubitus dorsal.

Par le massage méthodique de l'utérus on parvient souvent à rompre des adhérences peu accentuées et à réduire l'utérus. Cinq ou six séances de massages suffisent habituellement pour obtenir ce résultat. En cas d'échec après ce laps de temps l'espoir de réussite est fort problématique.

Le massage est réalisé à l'aide de frictions douces exercées d'une part avec deux doigts introduits dans le vagin d'autre part à travers la paroi abdominale.

La réduction par la sonde rigide est dangereuse.

Fixation de l'utérus en bonne position

On obtient ce résultat soit par les pessaires, soit à l'aide d'opérations sanglantes.

Nous dirons un mot des pessaires, quoique pour beaucoup de bons esprits le port de ceux-ci soit considéré comme une infirmité définitive. Pour nous, nous estimons que le pessaire ne devra être conseillé qu'aux femmes susceptibles de prendre des soins hygiéniques minutieux et qui refuseraient toute intervention sanglante plus rationnelle.

Le pessaire de Dumontpallier, le plus simple est aussi le plus recommandable.

S'il est insuffisant à maintenir la réduction, prescrire le pessaire de Hodge. Celui-ci a une double courbure. Pour le mettre en place :

Faire coucher la malade sur le côté.

Présenter le pessaire lubréfié à la vaseline dans le sens antéro-postérieur.

Le faire pénétrer entièrement dans le vagin en déprimant la fourchette avec un doigt s'il est nécessaire.

Le faire glisser d'un quart de tour en le repoussant en haut et en arrière de façon que la concavité du pessaire embrasse le col utérin.

On s'assure avec l'index que le bord postérieur du pessaire occupe le cul-de-sac postérieur du vagin.

Choisir de préférence un pessaire malléable : cette qualité permet de mieux adapter l'appareil aux dimensions du vagin. On utilisera soit le pessaire en fil de cuivre garni de caoutchouc, soit un pessaire en caoutchouc durci que l'on peut ramollir et déformer à volonté dans l'eau chaude.

De toutes façons prescrire le port d'une ceinture-sangle abdominale.

Prescrire :

1° Injections légèrement antiseptiques matin et soir avec :

Permanganate de potasse.   0 gr. 25 pour 1000 cmc.

ou :

Eau oxygénée................. 200 cmc.   —   1000 cmc.

ou :

Liqueur de Labarraque... 125 cmc.   —   1000 cmc.

ou :

Oxycyanure de mercure..   0 gr. 25 —   1000 cmc.
  Etc.

2° Rester sous la surveillance médicale ;

3° Tous les mois au moins faire retirer et nettoyer le pessaire et le vagin par le médecin traitant.

Fixation de l'utérus réduit par la méthode chirurgicale

Pour les utérus facilement mobilisables on a songé tout d'abord à éviter la laparotomie. Le grand nombre de procédés qui ont été prônés tour à tour montre assez qu'aucun d'eux n'a satisfait l'ensemble des gynécologues.

Cependant pour être aussi complet que possible nous exposerons brièvement les techniques suivies pour éviter l'ouverture du péritoine.

1° Opération d'Alquié-Alexander. Raccourcissement des ligaments ronds.

Incision correspondant au trajet du canal inguinal.

Ouverture du canal inguinal.

Recherche du ligament rond.

Répéter ces trois temps du côté opposé.

Faire réduire l'utérus par un aide par la voie vaginale.

Les ligaments ronds, bien libérés jusqu'au niveau de l'orifice interne du canal inguinal, sont attirés jusqu'à ce que l'on arrive à sentir la corne utérine.

Réséquer le ligament rond sur 8 à 10 cm. de longueur.

Les ligaments sont fixés tout le long du trajet inguinal par sutures perdues au catgut (3 ou 4 points de suture).

Fermeture du trajet inguinal par un surjet de catgut.

Fermeture de la peau.

Maintenir l'utérus réduit pendant un mois soit à l'aide du pessaire de Hodge, soit à l'aide de tampons vaginaux fréquemment renouvelés.

La malade gardera le lit pendant ce laps de temps. On a reproché à cette intervention de ne pas assurer une guérison définitive de la malade : la récidive de la rétrodéviation serait assez fréquente.

7

Ses partisans objectent que dans ces cas on avait méconnu une métrite plus ou moins accusée, des lésions annexielles plus ou moins prononcées.

La difficulté d'appréciation de ces cas nous fait préférer de beaucoup les interventions intra-péri-tonéales.

L'opération d'Alquié-Alexander semble sans in-fluence sur la grossesse et l'accouchement.

2° Hystéropexie vaginale.

Incision de la paroi vaginale antérieure.

Dissection et refoulement en avant et en haut de la vessie.

Suture du corps de l'utérus aux bords avivés de l'incision vaginale.

Cette opération n'a guère de partisans en France.

3° Hystéroplastie vaginale.

Incision du cul-de-sac vaginal antérieur.

Dissection de la face antérieure de l'utérus.

Résection du tissu utérin correspondant à la flexion.

Redressement et suture du col sur le corps de l'utérus.

Cette opération paraît actuellement complètement abandonnée.

La bénignité de la laparotomie aseptique fait préférer aux chirurgiens l'ouverture de la cavité abdominale avant que de procéder à aucune opération correctrice. Cette méthode permet de se rendre compte de l'état de l'utérus, de la laxité plus ou moins grande des adhérences qui le fixent en position vicieuse, de l'état des annexes qu'il est souvent possible de traiter *in situ*.

1º Raccourcissement intra-abdominal des ligaments ronds. Les techniques suivies sont extrêmement nombreuses : elles utilisent toutes, comme moyen de fixation, la plicature du ligament rond.

Technique générale :

Incision sous-ombilicale de la paroi abdominale.

Examen de l'utérus et des annexes. Libération des adhérences.

Réduction de l'utérus.

Plicature des ligaments ronds de façon à maintenir l'utérus en antéversion forcée.

Suture bord à bord du ligament rond replié et avivé sur ses faces d'accolement.

Fermeture de la paroi abdominale.

Cette méthode aurait, pour ceux qui l'emploient, l'avantage de n'influencer en rien les grossesses et les accouchements ultérieurs.

Son inconvénient est de ne pas assurer d'une façon rigoureuse la cure radicale de la déviation.

Après elle le port d'un pessaire est nécessaire pendant un ou deux mois.

Nous ne citerons que pour mémoire *le raccour-*

cissement intra-abdominal *des ligaments larges* et *le raccourcissement intra-abdominal des ligaments utéro-sacrés.*

2° Hystéropexie abdominale ou ventro-fixation.

La vessie vidée, incision sus-pubienne aussi basse que possible.

Découverte, examen, libération de l'utérus.

Celui-ci est amené contre la paroi abdominale à l'aide de la main coiffée d'une compresse et glissée jusqu'au fond du cul-de-sac de Douglas.

Placement de trois fils de catgut *faufilés* sous le péritoine et mordant dans la paroi utérine antérieure. Le premier fil est placé aussi bas que possible, au niveau de l'isthme utérin, le deuxième fil, un peu plus haut, le troisième fil ne doit pas dépasser la partie moyenne du corps utérin.

Des pinces sont placées sur les chefs libres.

Ceux-ci sont repris successivement et passés à travers les couches séreuse et musculo-aponévrotique de la paroi.

Ils sont repérés par des pinces.

Fermeture classique de la paroi par deux surjets, l'un sur le péritoine, l'autre sur les gaines des muscles droits.

Les fils sont noués consécutivement par dessus ces deux plans en sutures perdues.

Fermeture de la peau.

Ce procédé de ventro-fixation, modification légère de la méthode de Terrier, et que j'ai vu employer fréquemment par mon maître E. Reymond, présente l'avantage de permettre l'évolution normale des grossesses.

J'ai personnellement assisté à trois accouchements chez des femmes ayant subi la ventro-fixation par cette méthode. A aucun moment le travail ne parut entravé ni gêné en quoi que ce soit par cette intervention antérieure.

On conçoit facilement qu'il n'en est pas de même à la suite de l'hystéropexie abdominale ainsi qu'elle est décrite par les classiques. Cette technique consiste à placer les fils au voisinage du fond de l'utérus. L'évolution de celui-ci, au cours de la grossesse, est grandement gênée par les adhérences contractées par toute la face antérieure de la matrice contre la paroi.

Par contre, la technique que nous relatons paraît assurer d'une façon très largement suffisante la cure radicale de la rétrodéviation. Nous n'avons eu connaissance d'aucune récidive chez aucune des opérées de M. E. Reymond ou de nous-même, quoique bon nombre de ces opérations remontent déjà à plus de cinq ans.

En résumé, seules les interventions intra-péritonéales sont à conseiller, aux malades atteintes de rétro-déviations utérines douloureuses et, parmi celles-ci, mes préférences vont à l'hystéropexie abdominale pratiquée suivant la technique précitée.

Prolapsus de l'utérus

En réalité, dans ce chapitre nous étudierons les soins à apporter non seulement à la chute de la matrice elle-même, mais encore à l'effondrement de la paroi antérieure et de la paroi postérieure du vagin.

Cet abaissement de la vessie, de l'utérus et du rectum constitue une entité univoque, reconnaissant la même étiologie, le même traitement, les cas différents ne présentant que des différences, en plus ou en moins.

L'hypertrophie et l'allongement du col de la matrice sont constants dans ces cas et doivent être traités parallèlement à la chute des organes pelviens.

On a divisé un peu artificiellement les prolapsus génitaux en : *prolapsus de l'utérus, rectocèle, cystocèle*. Dans la réalité, l'effort à diriger contre ces accidents est toujours le même : reconstituer les points d'appui de la statique pelvienne, supprimer l'exubérance du museau de tanche.

Symptômes :

Evidents parfois, parfois demandant à être recher-
chés. Evidents : utérus plus ou moins pendant
entre les jambes de la femme qui vient consulter.

Paroi vaginale antérieure plus ou moins évasée
et sortie hors de la vulve. Le doigt explorateur met
en évidence un cul-de-sac antérieur qui peut être
presque intact, ou au contraire presque complètement disparu. La muqueuse est épaissie, plus ou
moins parcheminée par son contact avec l'air.

Paroi vaginale postérieure présentant des caractères analogues à ceux de la paroi antérieure.

L'examen devra révéler la situation exacte de la
vessie et du rectum.

Pour la vessie, un cathéter rigide (sonde en verre
ou sonde métallique), introduit par le méat et dirigé
de haut en bas, permettra de faire saillir sous la
muqueuse vaginale son bec à l'aide duquel la vue
ou le toucher permettront de préciser l'étendue dans
laquelle la vessie a participé à l'effondrement.

Pour le rectum, le toucher explorateur renseignera aussi complètement que possible.

Certaines femmes se plaignent de lourdeur du
bas ventre, de troubles dyspeptiques, de tiraillements dans la région lombaire.

Les examiner debout, puis dans le décubitus

horizontal. Debout, on constatera souvent que la portion terminale du col vient affleurer la vulve. Le toucher, pratiqué la femme étant debout, révélera ce que la vue n'aura pu constater.

Etendue, après avoir commandé un effort d'expulsion le clinicien verra parfois la même apparition intermittente se produire. Il aura trouvé la cause et pourra proposer la cure des souffrances endurées par sa cliente.

Le cathétérisme de la cavité de la matrice renseigne sur le degré d'allongement du col. L'hystéromètre peut accuser 15 et même 20 centimètres de longueur totale de la cavité utérine (normale 7cm).

Fréquemment les parties prolabées sont le siége d'ulcérations plus ou moins profondes, parfois même de véritables pertes de substances, provoquées par les frottements anormaux contre les régions voisines. Ces ulcérations engendrent des écoulements septiques d'odeur repoussante.

Diagnostic :

Réside surtout dans l'appréciation de l'importance des dégâts.

L'examen minutieux que nous avons décrit exclura toute erreur possible avec l'inversion de l'utérus ou la présence d'un polype du col extériorisé.

- Traitement :

Variable suivant l'âge et l'état général de la patiente ; chez les femmes très âgées, ou dont l'état général et anatomique ne permettrait pas une intervention sanglante, se résoudre au traitement palliatif.

Dans tous les cas réduire le plus tôt possible le prolapsus et traiter les ulcérations s'il y en a.

Pour celles-ci :

1° Appliquer dans le vagin, en bourrant légèrement, des tampons de coton, ou des mèches de gaze, imbibés d'une des solutions ou pommades suivantes :

Iodoforme......................................	5 gr.
Dermatol......................................	15 gr.
Vaseline......................................	40 gr.

ou :

Thigénol......................................	30 gr.
Glycérine......................................	90 gr.

ou :

Ichtyol......................................	30 gr.
Glycérine......................................	100 gr.

ou :

Oxyde de zinc......................................	20 gr.
Vaseline......................................	60 gr.

laisser en place 24 heures.

2° De temps en temps, toucher les ulcérations avec un tampon d'ouate imbibé de :

Teinture d'iode fraîche.

3° Entre les pansements vaginaux, injections matin et soir avec deux litres d'eau bouillie chaude dans lesquels on versera un des médicaments suivants :

    Permanganate de potasse.......... 0 gr. 50
pour un paquet n° 20.

ou :

    Sublimé corrosif..................... 1 gr.
    Acide tartrique...................... 2 gr.
    Carmin .... Q. s. pour colorer.
pour un paquet n° 20.

ou :

    Solution saturée au formol 250 cc.
deux cuillerées à soupe.

ou :

    Eau oxygénée à 12 volumes 500 cc.
un grand verre à boire.

4° Renouveler les pansements vaginaux toutes les quarante-huit heures.

Les ulcérations guéries, si le périnée est suffisamment résistant, si la vulve est suffisamment étroite, prescrire et appliquer un pessaire de Dumontpallier n° 5 ou 6.

Dans le cas où le périnée ne peut fournir aucun point d'appui, on se trouvera souvent très bien de l'emploi d'une *pelote périnéale à air*.

Si ces moyens échouent, recourir aux hystérophores, appareils dont une tige pénétrant par le vagin vient directement soutenir l'utérus au moyen d'une capsule ou d'un anneau. Les modèles en sont fort nombreux (modèle Grand Collot, Scanzani, Courty, Barquet, Cutter). Les modèles de Barquet et Cutter sont parmi les moins encombrants.

Si la malade ne peut tolérer ces appareils, et ceux-ci sont souvent fort difficiles à faire accepter par des femmes très âgées, on se trouvera bien, la réduction faite, de l'application pure et simple d'un pansement occlusif de la vulve maintenu par un bandage en T.

Chaque fois que l'état splanchnique de la patiente permettra une intervention, on aura recours au traitement sanglant. Celui-ci seul peut assurer la guérison de cette infirmité.

Les procédés opératoires peuvent être divisés en quatre groupes :

1° Ceux qui visent la reconstitution d'un point d'appui inférieur solide : périnéorraphies;

2° Ceux qui visent le maintien de l'utérus en situation haute en prenant appui sur la paroi abdominale : raccourcissement des ligaments ronds, hystéropexie abdominale ;

3° Ceux qui visent la fixation de l'utérus aux régions voisines : hystéropexie vaginale ;

4° Ceux qui tournent la difficulté : hystérectomie.

Le grand nombre des procédés imaginés montre

assez quelles difficultés ont eu à surmonter leurs auteurs pour obtenir un résultat durable.

Nous ne citerons que pour mémoire *le cloisonnement du vagin* de Le Fort.

Nous nous arrêterons un moment aux *colporraphies* antérieures et postérieures susceptibles de donner de bons résultats dans les cas bénins.

Celles-ci ont pour but le rétrécissement des cloisons antérieure et postérieure du vagin, et pour moyen la résection losangique de ces parois. Par des sutures placées transversalement en faufil, on obtient l'allongement longitudinal de ces parois et leur rétrécissement transversal.

Sur la paroi antérieure cette opération devra toujours être complétée par la dissection soigneuse et le refoulement de la vessie dans l'abdomen.

Dans les deux cas (colporraphies antérieures ou postérieures), elle devra être accompagnée de l'amputation du col à deux lambeaux suivie de curetage de la cavité utérine.

En ce qui concerne la paroi postérieure, on a le plus souvent avantage à pratiquer *la colpo-périnéorraphie* dans laquelle l'excision de la muqueuse est complétée par l'accolement par sutures perdues des faces des muscles.

Le raccourcissement des ligaments ronds, pratiqué isolément, ne nous paraît pas recommandable en cas de prolapsus génital. Combiné à un des procédés de reconstitution du vagin signalé ci-dessus, il semble devoir être quelquefois utile, en s'opposant à la rétrodéviation qui accompagne si souvent le prolapsus.

L'hystéropexie abdominale est une bonne opération surtout lorsqu'elle est combinée à une opération plastique pratiquée par voie basse. Nous y reviendrons.

La fixation de l'utérus aux parois vaginales, sauf dans certains cas où elle s'accompagne de résections larges du vagin, n'a donné que peu de succès durables.

L'hystérectomie par voie haute qui tend à tourner la difficulté ne donne aucune satisfaction, en ce qu'un élément important du prolapsus génital est laissé de côté, à savoir le glissement de la vessie et du rectum.

L'hystérectomie par voie basse accompagnée d'une large résection de muqueuse sur les parois antérieure et postérieure du vagin peut donner quelques résultats durables.

Pour nous, l'opération de choix est celle que nous avons vu pratiquer depuis quelques mois par notre Maître E. Reymond dans son service à Nanterre. Cette opération lui a donné les résultats les plus satisfaisants en ce qu'elle s'adresse à tous les éléments de la chute des organes pelviens.

Elle s'exécute en deux temps. Nous n'en donnerons ici que les lignes générales, M. Reymond se réservant d'en publier la technique complète d'ici quelque temps.

Dans le premier temps M. Reymond traite le périnée. Il taille un large lambeau en forme d'U sur la paroi vaginale antérieure. Les deux branches verticales sont situées sur les bords de la vulve en dedans des petites lèvres. La branche transversale affleure la ligne d'insertion du vagin sur le col utérin.

Il poursuit la dissection de ce lambeau en le relevant jusqu'au niveau du méat urétral, mettant ainsi à découvert la vessie prolabée et l'urètre.

Avec des compresses et les ciseaux il refoule la vessie dans l'abdomen.

Il réséque ensuite par une deuxième incision en U la plus grande partie du lambeau disséqué et suture transversalement.

Il procéde de la même façon sur la paroi vaginale postérieure en ayant soin de refouler le péritoine du cul-de-sac de Douglas. Si celui-ci descend trop bas contre le col utérin, il n'hésite pas à le réséquer. Il suture de même transversalement en arrière après avoir accolé par des points perdus les faces antérieures des muscles releveurs de l'anus.

Il termine ce premier temps opératoire en pratiquant un curetage soigneux de la cavité utérine et une amputation aussi haute que possible du col de l'utérus.

Le premier temps de l'opération est terminé.

Cinq ou six jours après, M. Reymond pratique une laparotomie.

Il retrouve la vessie flottante dans l'abdomen, ayant quelquefois pris des dimensions telles qu'il est aisé de lui faire embrasser le corps de l'utérus tout entier. Dans ce cas, il fixe la vessie, formant comme une sorte de manchon autour de la matrice par deux ou trois points de catgut.

Si les dimensions de la vessie ne sont pas aussi considérables, il fixe les parois latérales de celle-ci contre la paroi *postérieure* des ligaments larges, par dessus les ligaments ronds, au voisinage des cornes utérines.

Cette fixation n'est réalisée que chez les femmes ayant dépassé la ménopause, et qui, par conséquent ne sont plus susceptibles d'enfanter. En cas contraire, la vessie serait laissée libre, à la face antérieure de l'utérus.

Celui-ci, entouré plus ou moins complétement par la vessie, est attiré vers le haut.

Trois points séparés sont faufilés sur sa paroi antérieure au-dessous du péritoine. Ces points sont passés à travers le péritoine pariétal et les gaines des muscles droits. Ils serviront à réaliser une solide hystéropexie abdominale.

Cette opération réalise tous les désidérata des prolapsus génitaux : relèvement de la vessie et du rectum, rétrécissement du vagin et de la vulve, suppression de l'hypertrophie du col et des lésions inflammatoires de l'utérus, maintien de la vessie en position haute dans l'abdomen, fixation de l'utérus en bonne position.

Cette opération ne lui a laissé aucun décès à déplorer. Les résultats constatés 6 mois après l'intervention sont parfaits.

Inversion de l'utérus

L'inversion de l'utérus est le retournement, l'invagination de l'organe replié sur lui-même à la façon d'un doigt de gant. Le fond de l'utérus inversé, plus ou moins déprimé dans la cavité utérine ou dans le vagin, vient faire une saillie plus ou moins marquée dans ces organes. Il est nécessaire que le fond de l'utérus vienne faire saillie à travers le col pour attirer l'attention de l'observateur. Cliniquement, dans les stades moins prononcés, l'inversion de l'utérus passe le plus souvent inaperçue.

L'inversion est dite *simple* lorsque l'utérus a conservé sa situation dans le vagin, elle est dite *inversion avec prolapsus* lorsque la matrice retournée fait saillie à la vulve.

L'inversion utérine se produit soit à la suite d'un accouchement (inertie utérine, brièveté du cordon, adhérences anormales du placenta) et peut alors être immédiate ou tardive (quatre à cinq jours), soit par suite de la présence d'un corps fibreux saillant dans la cavité et tendant à s'énucléer

L'origine puerpérale est la plus fréquente.

Symptômes :

Au moment de l'accouchement, l'inversion aiguë est facile à reconnaître.

Dans les suites de couches, l'inversion peut se faire brusquement, accompagnée de douleurs très violentes, parfois de syncope. L'abondance et la fréquence de l'hémorragie sont variables.

Dans les cas de corps fibreux, l'inversion se produit lentement, et ne donne souvent que peu de signes subjectifs. L'hémorragie assez rebelle orientera les recherches. Les signes de compression du rectum et de la vessie ont ici une grande valeur.

Le toucher permet de constater que tout le vagin est occupé par une tumeur, mollasse après l'accouchement, alternativement dure et ferme en cas de corps fibreux. Le doigt pourra reconnaître l'anneau formé par le col autour de la tumeur.

La palpation hypogastrique rend compte de la vacuité du petit bassin où l'utérus paraît manquer. Cette exploration, difficile à réaliser chez les femmes obèses sera contrôlée par une tentative de cathétérisme de l'utérus pratiquée à l'aide du spéculum. Cette tentative sera évidemment infructueuse.

L'examen au spéculum permettra parfois de découvrir sur les parois latérales de la tumeur apparente deux petits orifices que l'on pourra quelquefois explorer à l'aide d'un crin de Florence.

Ces orifices correspondent à *l'ostium utérin* de la cavité des trompes.

Diagnostic :

Il paraît impossible de ne pas reconnaître une inversion utérine. Et cependant plusieurs erreurs sont possibles.

Méconnaître une inversion compliquée de tumeur.

Prendre une inversion simple pour une tumeur.

Prendre une tumeur pour une inversion simple.

L'inversion accompagnant un polype est parfois difficile à diagnostiquer et le plus difficile est souvent de départager ce qui appartient à la tumeur de ce qui appartient à l'organe lui-même. En cas de doute, procéder de la façon suivante :

Après anesthésie générale, placer une ligature élastique à la base de la tumeur.

Inciser couche par couche la surface de la tumeur de façon à s'assurer qu'aucun corps fibreux n'est contenu dans son épaisseur.

Si cette exploration est positive, procéder à l'énucléation du fibrome. Tamponner la cavité ainsi produite à la gaze dont un chef est conservé suffisamment long.

Réduire l'inversion en ayant soin de laisser déborder hors du col le chef long de la bande de gaze de tamponnement.

Si l'exploration est négative, refermer plan par plan par surjets ou points séparés (ces derniers nous paraissent plus recommandables).

Enlever la ligature élastique.

Réduire l'utérus et tamponner la cavité utérine reconstituée.

L'inversion sera différenciée du polype en ce que le globe utérin fait défaut au-dessus de la symphise, en ce que le cathétérisme de l'utérus est impossible, en ce que souvent on reconnaîtra les orifices des trompes.

Nous avons vu un cas fort difficile où, à la suite d'un accouchement, une volumineuse tumeur était venue saillir hors de la vulve. Le globe utérin était très rétracté derrière la symphise, le vagin, com-

plètement obstrué ne permettait aucune tentative
d'exploration utérine. On pensa tout d'abord à une
inversion de l'utérus et ce n'est que sous anesthésie
générale que, forçant l'orifice vulvaire, on put explorer la cavité utérine et constater que la tumeur en
question n'était autre qu'un très volumineux polype
et non un placenta en partie putréfié comme l'avait
pensé la sage-femme qui nous avait envoyé la
malade.

Cette tumeur était apparue plusieurs jours après
l'accouchement, l'utérus avait subi son involution
normale et le polype s'était en partie sphacélé
lorsque la malade fut admise dans le service de M.
E. Reymond dont nous étions alors l'interne.

Pronostic :

Ne jamais compter sur la réduction spontanée
de l'involution de l'utérus.

Ne pas attendre que cette involution soit devenue
irréductible.

Ne pas escompter d'élimination spontanée de
l'utérus par gangrène, *évolution des plus dangereuses.*

Se méfier des hémorragies qui menacent constamment la vie de la malade.

Traitement :

S'inspirer constamment du principe suivant :

« Plus on est rapproché du début de l'accident, plus la réduction est possible » (Pozzi).

La réduction est cependant encore possible après un temps assez long (Audigé en cite une qui datait de 30 ans).

I. Tout de suite après l'accident :

Introduire la main dans le vagin ;

Refouler la tumeur à travers l'orifice du col par une pression lente et continue ;

Sitôt le fond repoussé s'aider de l'autre main par la paroi abdominale qui sera déprimée fortement de façon à permettre la saisie et l'orientation rectiligne de la matrice qui reparaît.

L'anesthésie générale est quelquefois nécessaire pour mener à bien cette manœuvre.

II. Dans les cas chroniques :

Chercher à obtenir la réduction *par une pression continue.*

La meilleure méthode à employer est la suivante :

Faire coucher la malade pendant quelques jours ;

Prescrire des injections vaginales chaudes trois fois par jour ;

Pratiquer tous les jours un massage de l'utérus. On aura ainsi décongestionné la région, diminué le volume de l'utérus, assoupli les tissus.

Après quoi préparer de longues bandelettes de

gaze de cinq centimètres de largeur environ et de 10 à 12 mètres de long. Les faire stériliser.

Pratiquer un *tamponnement serré* en les *tassant* peu à peu au-dessus et autour de la tumeur ;

Renouveler le tamponnement tous les deux jours ;

Laisser la malade dans le repos au lit ;

Entretenir la liberté de l'intestin par des lavements ;

Il se produit souvent un peu de rétention d'urine ;

Prévenir la malade et la sonder régulièrement trois fois par jour.

La plupart des inversions sont susceptibles d'être réduites par cette méthode.

En cas d'échec songer à la réduction sous chloroforme et comme moyen ultime à l'hystérectomie.

Réduction sous chloroforme.

Méthode manuelle.

Anesthésie générale.

Trois doigts sont enfoncés dans le vagin et refoulent la tumeur. L'autre main, placée au-dessus du pubis tend à fixer le moignon utérin et oriente le sens des pressions.

Les doigts vaginaux tentent de réaliser soit la réduction en masse, soit la réduction consécutive de chaque corne traitée séparément.

En cas d'échec on peut débrider par deux ou trois

incisions longitudinales les fibres musculaires résis-
tantes du col au niveau de l'isthme.

Méthode opératoire.

La voie abdominale doit être laissée de côté. La
voie vaginale est la plus satisfaisante.

Deux procédés :

1º Colpotomie postérieure.

Un doigt est introduit par le cul-de-sac de Douglas
dans l'invagination et détruit les adhérences.

Une incision longitudinale et médiane intéresse la
paroi postérieure de l'utérus sur toute la longueur
du col.

Par cette brèche on peut facilement réduire le
corps de l'utérus.

On termine en suturant d'abord la brèche utérine
puis le cul-de-sac vaginal postérieur.

2º L'utérus est abaissé.

On le fend longitudinalement sur toute sa longueur depuis le col jusqu'au fond.

Cette brèche permet la réduction de l'utérus.

Suture sur deux plans.

Drainage de l'utérus par une mèche.

Hystérectomie.

Enfin dans les cas où la réduction est contre-indi-
quée soit à cause de l'état du tissu utérin menacé de
sphacèle, soit parce qu'il est déjà en voie de mortification, l'hystérectomie reçoit une indication formelle.

Ici, il est indiqué de procéder à l'hystérectomie vaginale quoique j'aie exposé plus haut mes réserves sur cette opération.

Cependant il est infiniment tentant de cueillir par voie basse un organe qui se présente si bénévolement.

La technique de cette intervention est décrite partout.

Je rappellerai simplement que l'utérus est attiré aussi avant que possible hors de la vulve.

Une incision circulaire décolle le vagin.

La vessie et le rectum sont refoulés soigneusement.

Des pinces-clamps sont placées sur les ligaments larges.

L'artère utérine est pincée à part.

L'utérus est libéré des ligaments larges.

Hémostase soigneuse par ligatures étagées des ligaments larges et de l'artère utérine.

Bourrage de la cavité à l'aide de mèches.

Tout ce que nous avons dit concernant la réduction de l'inversion utérine s'applique aux cas où celle-ci est compliquée de la présence d'un corps fibreux plus ou moins pédiculé.

On procédera d'abord à l'énucléation de celui-ci par une des méthodes indiquées (énucléation et bourrage de la cavité si le corps fibreux est sessile, énucléation par torsion si le polype est pédiculé).

La place laissée par le fibrome rend la réduction plus facile.

On sera toujours autorisé à pratiquer quelques incisions longitudinales libératrices en cas d'empêchement.

L'hystérectomie conserve ses mêmes indications.

Atrésie du col

L'atrésie du col est l'imperforation ou l'occlusion de celui-ci.

L'atrésie du col est *congénitale* ou *acquise.*

Congénitale, elle s'accompagne d'autres malformations de l'utérus (utérus bifide, vagin double). Elle engendre *l'hématométrie* et *l'hématocolpos.* Nous l'étudierons avec ces malformations et ces accidents.

Acquise elle fait suite aux délabrements consécutifs aux accouchements, aux cicatrices escharrotiques survenues à la suite de cautérisations excessives du col (traitement de la métrite du col), aux amputations faites par un procédé tel que la muqueuse n'a pas été affrontée soigneusement sur le pourtour de l'orifice du col, à la cicatrisation sénile d'ulcérations du col coïncidant avec l'atrophie de l'utérus chez les femmes âgées. On peut en rapprocher, par les accidents qu'elle détermine, l'obstruction complète de l'orifice du col par la présence d'une tumeur.

Il faut signaler également l'atrésie survenant, en apparence, spontanément chez les femmes âgées.

Les conséquences de l'atrésie du col sont variables avec l'âge de la femme qui en est atteinte.

Avant la ménopause on constatera de *l'hémato-métrie* parfois de *l'hématosalpinx*.

Après la ménopause, on pourra se trouver en présence d'une *pyométrie* ou d'une *physométrie*.

Traitement :

Parfois, les accidents provoqués par l'atrésie seront victorieusement combattus par :

Débridements prudents du col à l'aide d'un bistouri boutonné à lame mince.

Faire suivre le débridement d'une dilatation aux bougies d'Hegar poussée assez loin en plusieurs séances.

Désinfecter la cavité utérine par des lavages, des cautérisations légères à la teinture d'iode — Laisser une mèche non serrée dans la cavité utérine.

Si ce procédé est impraticable (et il l'est le plus souvent en cas d'atrésie congénitale) pratiquer la stomatoplastie (voir sténose du col).

Enfin dans le cas où l'atrésie s'accompagnerait soit de la présence d'une tumeur fibreuse, soit d'un cancer, il devient indiqué de procéder à l'hysté-rectomie.

Sténose du col

La sténose est le rétrécissement de l'orifice du col.

Elle peut être *congénitale* ou *acquise*.

Congénitale, elle coïncide habituellement avec une antéflexion, une hypertrophie du col.

Le col affecte souvent une forme conique. Parfois la lèvre antérieure du col est hypertrophiée, tapiroïde.

Le mucus secrété par le col s'évacue difficilement, d'où développement fréquent de métrite catarrhale du col.

La stérilité peut être une conséquence de la sténose du col.

Acquise, elle reconnaît les mêmes causes que l'atrésie acquise (accouchements, cicatrices consécutives aux cautérisations, cicatrices d'amputation du col).

Symptômes :

Au toucher, le col apparaît allongé, conique, l'orifice très petit regarde en bas et en avant en cas d'antéflexion.. La lèvre antérieure du col déborde souvent l'orifice.

L'examen au spéculum lèvera tous les doutes. Le cathétérisme est le plus souvent très difficile à pratiquer. La sténose franchie, le cathéter est tout surpris d'évoluer dans une cavité souvent assez considérable, développée aux dépens du canal cervical élargi.

Dysménorrhée, Stérilité sont les symptômes cardinaux, *syndrome utérin* (voir métrites). Développement d'une métrite concomittante.

Diagnostic :

Tranché par l'examen au spéculum. La *sténose congénitale* s'accompagne généralement de rétention de mucus, la *sténose acquise* de rétention de sang et de muco-pus.

La sténose de l'orifice interne est rare. Il ne faudra pas trop se hâter de conclure à sa présence en cas de difficulté de passage du cathéter qui, souvent, bute tout simplement contre l'angle d'une antéflexion ou d'une rétroflexion. Dans ces cas, l'usage d'une sonde en gomme demi-rigide peut rendre de signalés services au point de vue du diagnostic.

Traitement :

I. Palliatif.

Procéder à une dilatation lente par les laminaires ou mieux :

Pratiquer, dans les jours qui précèdent la date présumée des règles, une dilatation avec les bougies de Hégar.

Malheureusement la sténose reparait le plus souvent lorsque le traitement est abandonné.

II. Curatif.

Conseiller l'amputation du col si celui-ci est très long. Cette intervention est surtout indiquée dans le cas de sténose acquise. Elle sera complétée par un curetage soigneux de toute la cavité utérine.

Contre la sténose congénitale, conseiller la stomatoplastie avec évidement commisural du col.

Voici comment se pratique cette intervention :

Section transversale du col qui forme deux valves : l'une supérieure, l'autre inférieure.

Sur chaque surface avivée produite par les sections latérales, on enlève un lambeau en forme de coin limité par deux incisions longitudinales et une incision transversale très petite. Le lambeau enlevé affecte la forme d'un prisme triangulaire.

Il subsiste une véritable gouttière dont les deux

bords sont coaptés l'un à l'autre sur toute leur étendue.

La même manœuvre est ainsi répétée quatre fois sur les quatre surfaces cruentées provoquées par les premières incisions libératrices.

Les sutures sont faites au fil d'argent ou à la grosse soie. Les fils sont enlevés vers le douzième jour.

L'opération est complétée par un curetage pratiqué aussitôt après la section du col et avant l'évidement des tranches de section.

Lorsque la cicatrisation est définitive, le col présente l'aspect qu'il aurait après un accouchement normal à terme.

Cette opération donne les meilleurs résultats au triple point de vue de la dysménorrhée, de la grossesse et de l'accouchement.

Atrophie congénitale de l'utérus

L'utérus, dans la seconde enfance, peut subir *un ralentissement général* dans son développement. Les proportions relatives du col et du corps restent normales, quoique l'organe tout entier reste petit, ses parois minces. Ses dimensions seraient comparables à celles de l'utérus d'une enfant avant la puberté. C'est ce qui a fait donner à ces utérus à type infantile le nom d'*utérus pubescents*.

Cet état de l'utérus correspond parfois à une diminution générale du développement de tout l'organisme qui, à première vue, donne à des jeunes filles de 20 ans l'aspect d'une fillette avant la puberté.

Symptômes.

Le signe le plus important est l'*aménorrhée*, complète ou presque complète.

Lorsque les règles apparaissent, elles s'accompagnent de *dysménorrhée*.

Les organes génitaux externes, le système pileux sont souvent plus développés, le vagin plus court que normalement.

L'examen direct montre le col très petit, à orifice étroit, le corps également atrophié. Chez les vierges, les dimensions de l'utérus seront appréciées par le toucher rectal combiné à la palpation hypogastrique.

Traitement :

S'adresser surtout à l'état général.

Prescrire :

Douches tièdes et même froides si la malade peut les supporter.

Bains salés à 36-37°.

Séjour au bord de la mer.

Donner des toniques.

> Glycéro-phosphate de chaux.......   0 gr. 30
> Glycéro-phosphate de soude.......   0 gr. 50
> F. s. a. un cachet N° 20.
> Un cachet avant chacun des deux principaux repas.

Huile de foie de morue.

Sirop iodo-tannique phosphaté.

Préparations au quinquina Kola.

Préparations arsénicales (voir toniques).

Localement tenter la dilatation aux bougies d'Hégar répétée à chaque époque menstruelle. Cette dilatation constitue une sorte de massage et provoque une excitation de la muqueuse utérine assez souvent capables de régulariser les époques chez les femmes ayant des intermittences.

Contre la dysménorrhée, on emploiera les calmants ordinaires : laudanum, antipyrine, chloral, belladone, morphine, sous forme de lavements, suppositoires ou injections sous-cutanées. (Voir douleurs pelviennes).

Troubles de la menstruation

Normalement, en France, la menstruation s'établit entre treize et quinze ans et cesse entre quarante-cinq et cinquante ans.

L'apparition des menstrues coïncide avec le développement général de l'organisme correspondant à la puberté (Développement des seins, apparition des poils au niveau du pubis, développement des organes génitaux externes).

Très exceptionnellement on voit des enfants menstruées quelques mois après la naissance, les règles pouvant persister ou cesser après quelques années.

Aménorrhée

L'aménorrhée est l'absence totale de menstruation.

L'aménorrhée peut être *permanente*, c'est le cas où les règles n'ont jamais fait leur apparition.

L'aménorrhée peut être *transitoire*, c'est le cas où les règles font momentanément défaut.

L'aménorrhée est la suspension de la vie génitale.

La régularité de la menstruation exige :

8.

L'intégrité de l'appareil génital ;

L'état normal du système nerveux ;

La composition normale du sang.

L'aménorrhée est habituelle après la double oophorectomie. On peut cependant voir persister les règles pendant quelques mois après l'ablation des ovaires.

L'aménorrhée primitive due à une hygiène défectueuse, à une mauvaise nutrition, au surmenage intellectuel, à la claustration sera combattue par :

Changement de régime, nourriture abondante, particulièrement azotée ;

Exercice au grand air ;

Repos intellectuel et physique.

Hydrothérapie tiède ou fraîche. Frictions générales.

Reconstituants (Cacodylate de soude, extraits de viande, sirop d'hémoglobine, quinquina. Préparations ferrugineuses, glycéro-phosphates de chaux et de soude).

L'aménorrhée secondaire est consécutive à la débilitation qui accompagne les maladies chroniques, ou survient à la suite des maladies aiguës. Le traitement de ces affections, les soins de la convalescence ramènent le flux menstruel.

Le système nerveux présente une influence des plus nettes sur la régularité de l'écoulement menstruel.

Citons : La frayeur qui peut faire suspendre les règles pendant quelque temps.

L'aménorrhée émotive des jeunes mariées qui leur donne quelquefois des espérances cruellement déçues (grossesse nerveuse).

L'aménorrhée d'auto-suggestion survenant chez des femmes atteintes de la phobie de la grossesse (liaisons irrégulières).

Chez certaines femmes ces aménorrhées s'accompagnent d'éruptions cutanées survenant aux époques où le flux sanguin devrait normalement apparaître (acné, eczéma, herpès, pemphigus, urticaire). Ces phénomènes sont à rapprocher des hémorragies supplémentaires des règles.

Celles-ci se manifestent par l'intermédiaire des organes les plus variés. Certaines hémoptysies régulières ont fait croire à une tuberculose commençante. On a aussi observé des épistaxis, des hématémèses, des hémorragies rectales particulièrement chez les femmes atteintes d'hémorroïdes.

Traitement :

Nous avons insisté un peu longuement sur les étiologies diverses que peut reconnaître l'aménorrhée, le traitement de celle-ci découlant de la cause qui l'a engendrée.

D'une façon générale, la prescriptio   es médicaments dont l'action est dite élective sur la fonction menstruelle, est peu recommandable.

Cependant on pourra se trouver bien parfois de l'emploi des médicaments suivants, prescrits dans la période même où les règles devraient apparaître :

Aloës............................⎫
Rue...............................⎪ ââ 0 gr. 05
Sabine.........................⎬
Safran..........................⎭

F. S. A. un cachet n° 10.

Un à deux cachets par jour avant le repas.

Apiol................................ 0 gr. 25

pour une capsule n° 10.

Une capsule matin et soir.

Poudre de rue..................... 0 gr. 05
Poudre d'aloës..................... 0 gr. 10
Excipient............................ Q. S.

pour une pilule n° 20.

Une pilule matin et soir.

Poudre de rue..................... 5 gr.

F. S. A. un paquet n° 4.

Un paquet pour un litre de tisane.

Poudre de sabine................. 0 gr. 20
Poudre de safran.................⎫ ââ 0 gr. 10
Extrait d'armoise ....⎬
Excipient............................ Q. S.

F. S. A. une pilule n° 20.

Deux pilules avant chacun des deux principaux repas.

Poudre de safran.................⎫
Oxalate de fer.....................⎬ ââ 0 gr. 05
Extrait d'absinthe................⎭
Excipient............................ Q. S.

Deux pilules avant chacun des deux principaux repas.

Feuilles d'armoise................ 10 gr.

pour un paquet N° 4.

Un paquet pour un litre d'eau bouillante. En infusion pendant dix minutes.

> Permanganate de potasse.......... } ãã 0 gr. 15
> Kaolin............................ }
> Vaseline.......................... Q. S.

pour une pilule n° 20.

Deux à trois pilules par jour.

Rechercher la cause occasionnelle.

Prescrire les toniques et les reconstituants :

> Phosphate de soude effleuri............ } 0 gr. 25
> Poudre d'ergot fraîchement pulvérisée. }

F. S. A. un cachet n° 50.

Un cachet à la fin de chacun des deux principaux repas pendant trois semaines, cesser une semaine et reprendre.

> Phosphate de soude effleuri....... 25 gr.
> Eau distillée...................... 250 gr.

F. S. A. une solution dont on versera une cuillerée à soupe dans un demi-verre d'eau sucrée auquel on ajou-tera une cuillerée à café de :

> Teinture d'ergot.................. 60 gr.

> Sirop d'iodure de fer............... 500 cc.

2 à 3 cuillerées à soupe par jour avant les repas.

> Protoxalate de fer................. 0 gr. 10
> Phosphate de soude............... 0 gr. 25

pour un cachet n° 20.

Un cachet avant chacun des deux principaux repas.

> Sirop d'hémoglobine................ 500 cc.

Deux cuillerées à soupe par jour avant les repas.

> Glycérophosphate de chaux....... } ãã 0 gr. 15
> Glycérophosphate de fer......... }

pour un cachet n° 30.

Deux cachets par jour, avant les repas.

Teinture de mars tartarisée....... } āā 5 gr.
Liqueur de Fowler.................. }
Cinq à dix gouttes dans un peu d'eau avant chacun des
deux principaux repas.

Injections sous-cutanées.

Cacodylate de strychnine.......... 0 gr. 02
Eau distillée...................... 1 cmc.
pour une ampoule stérilisée n° 8.
1 cmc. par jour.

Cacodylate de soude.............. 0 gr. 05
Eau distillée...................... 1 cmc.
pour une ampoule stérilisée n° 10.
Une ampoule par jour.

Phosphate de soude.............. 3 gr.
Chlorure de sodium............... 1 gr.
Sulfate de soude................. 3 gr.
Eau distillée...................... 100 cc.
Divisez et stérilisez en ampoules de 5 cmc.
Une ampoule tous les deux jours.

Phosphate de soude.............. 2 gr.
Eau distillée...................... 100 cc.
Divisez et stérilisez en ampoules de 5 cmc.
Une ampoule tous les deux jours.

Cacodylate ferrique.............. 0. 05
Eau distillée...................... 1 cmc.
F. S. A. une ampoule stérilisée.
Une ampoule par jour.

Eaux minérales :

Orezza, Bussang, Salies de Béarn, Salins du Jura.

Electricité.

Bains statiques avec étincelles tirées de la région
lombaire. Traitement deux ou trois mois.

Faradisation. Une électrode fixée à la région lombaire. Une électrode constituée par un bain de pieds salé.

Galvano-caustique cervicale (pôle négatif).

Exercices physiques :

Promenades au grand air.
Bicyclette.
Rame.
Gymnastique suédoise.
Séjour au bord de la mer.

Chez les obèses :

Régime sec — Abstention des féculents.
Dilatation de l'utérus par les laminaires ou les bougies d'Hégar au moment des régles.

Poudre de cascara sagrada........	
Poudre de rhubarbe...............	ââ 0 gr. 20
Bétol......	
Poudre de rue.............	0 gr. 05
Poudre de sabine................	0 gr. 05
Poudre de safran................	0 gr. 10

F. S. A. un cachet n° 10.
Un cachet avant chacun des deux principaux repas.

Essence de rue...................	V gouttes
Huile essentielle de sabine........	VII —
Sirop de safran.................	20 gr.
Julep gommeux..................	130 gr.

F. S. A. une potion.
Une cuillerée à soupe trois fois par jour avant les repas.

Séjour à Biarritz, Brides, Luxeuil, Salies de Béarn, Salins.

Contre l'aménorrhée suivant la castration.

Poudre d'ovaire fraîchement préparée. 0 gr. 20 pour un cachet n° 10.
Un cachet avant chacun des deux principaux repas.

Extrait d'ovaire........................... 1 cmc. pour une ampoule stérilisée.
Une injection quotidienne pendant quatre à cinq jours chaque mois.

Prendre tous les deux jours un demi-verre à Bordeaux de :

Eau de Rubinat................... 1 bouteille

ou 1/2 verre à boire de :

Eau de Glauber.................... 1 bouteille
Pratiquer chaque mois une scarification du col utérin si celui-ci a été conservé.
Saignée générale..................... 200 cc.

Bains tièdes, frictions alcoolisées contre les bouffées de chaleur et les vertiges.

Dysménorrhée

La dysménorrhée est l'exagération douloureuse des malaises féminins aux époques menstruelles.

On reconnaît à la dysménorrhée une des causes suivantes :

1° Origine névralgique ;

2° Origine inflammatoire ou congestive ;

3° Origine mécanique ;

4° Origine ovarienne ;

5° Dysménorrhée membraneuse.

Il en résulte que la dysménorrhée accompagne les arrêts de développement de l'ovaire et de l'utérus, les inflammations tubo-ovariennes, le varicocèle tubo-ovarien, les ovarites chroniques scléro-kystiques, les gênes mécaniques à l'écoulement sanguin pendant les menstrues (flexions, métrite, polypes fibreux et muqueux).

La dysménorrhée membraneuse est une des formes de la métrite.

Symptômes :

Tantôt les douleurs ovariennes présentent leur maximum d'acuité au début et avant l'apparition des règles.

Tantôt les douleurs utérines sont les plus fortes pendant l'écoulement menstruel. Ces notions sont fort importantes en vue du traitement.

Il est nécessaire d'examiner soigneusement les malades qui se plaignent de dysménorrhée, de façon à ne pas laisser dans l'ombre une lésion des organes génitaux internes. Le toucher vaginal, combiné au palper sera pratiqué systématiquement.

Traitement :

La dysménorrhée névralgique sera traitée par les bromures, le chloral, le valérianate d'ammoniaque, par la bouche ou en lavements.

On prescrira :

Lavements laudanisés XV à XXX gouttes de laudanum (nouveau Codex).

Hydrate de chloral...................	2 à 4 gr.
Jaune d'œuf..........................	n° 1
Laudanum	XV gouttes
Lait.................................	200 cc.

pour un lavement.

Racine de valériane	20 à 25 gr.
Eaux bouillante....................	250 cc.

Faire infuser dix minutes, passer et ajouter :

Teinture de musc...................	V à X gouttes.
Jaune d'œuf........................	n° 1

pour un lavement.

ou bien :

Teinture d'opium....................	X gouttes
Camphre pulvérisé..................	0 gr. 20
Jaune d'œuf........................	n° 1
Eau bouillie.......................	250 cc.

F. S. A. une émulsion pour un lavement.

des suppositoires.

Dionine............................	0 gr. 02
Beurre de cacao....................	4 gr.

pour un suppositoire n° 6. Un suppositoire matin et soir.

> Extrait de cannabis indica.......... 0 gr. 01
> Extrait de belladone................ 0 gr. 02
> Beurre de cacao........,........... 4 gr.

F. S. A. un suppositoire n° 6. Un suppositoire matin et soir.

des pilules.

> Extrait thébaïque,.................. 0 gr. 01
> Extrait de belladone............... 0 gr. 02
> Excipient......................... Q. S.

pour une pilule n° 10.
Une pilule matin et soir.

des potions.

> Teinture de canabis indica......... 1 gr. 50
> Hydrolat de laurier-cerise......... 10 gr.
> Sirop d'opium................ |
> Sirop d'éther .... | ââ 20 gr.
> Eau distillée........................ 100 cc.

Une cuillerée à soupe toutes les heures.

des cachets.

> Bromure de méthylatropine...... un milligramme
> Phénacétine...................... 0 gr. 30

pour un cachet n° 10.
Un à deux cachets par jour.

et voir : douleurs pelviennes.

Traiter les névralgies par :

Traitement général des arthritiques.

Bains sulfureux, salicylate de soude, Eau de Martigny.

Traitement général des névropathes.

Douche en jet brisé sur le tronc et les membres.

La douche sera de courte durée (15 secondes à 1/2 minute) et à température basse 15°.

Électricité statique — Galvanisation vaginale.

Massages de la région lombaire.

Frictions de la région lombaire à l'aide du liniment suivant dont on imprégnera un chiffon de flanelle.

Chloroforme.......................... 10 gr.
Huile de jusquiame............. } ââ 5 gr.
Essence de girofle..............
Ether............................... 15 gr.
Alcoolat de genièvre.............. 90 gr.

Bromure de potassinm.............. 10 gr.
Bromure de sodium.................. 4 gr. 50
Bromure d'ammonium................ 4 gr. 50
Benzoate de soude.................. 5 gr.
Sirop d'écorces d'oranges amères. } ââ 125 cc.
Eau distillée......................
F. S. A. une potion, 3 à 4 cuillerées à soupe par jour.

Oxalate de cérium................... 0 gr 25.
Miel................................ Q. S.
Mêlez, divisez en dix pilules, une avant chaque repas.

Teinture de viburnum prunifolium...... 40 gr.
Vingt gouttes dans un peu d'eau avant chacun des deux principaux repas, quatre jours avant le moment présumé des règles.

Teinture d'Hamamelis virginica.... } ââ 20 gr.
Teinture de viburnum prunifolium·
Acide chlorhydrique............... II gouttes.
F. S. A. une mixture.
Vingt gouttes dans un peu d'eau avant chacun des deux principaux repas, quatre jours avant le moment présumé des règles.

Traitement général de la chloro-anémie.

La *dysménorrhée d'origine inflammatoire* ou congestive, comporte un traitement palliatif et un traitement curatif.

Reconnaître la cause déterminante de la dysménorrhée (Métrites, Salpingites, Ovarites, Déviations utérines). Voir ces mots.

De toutes façons, calmer les douleurs par un des moyens indiqués à l'article : douleurs pelviennes.

Appliquer le traitement curatif que comporte la lésion.

La *dysménorrhée d'origine mécanique* est déterminée par une obstruction plus ou moins complète de la cavité utérine (flexions, polypes, atrésie du col).

Son traitement relève de la lésion occasionnelle. Nous n'y reviendrons pas ici.

La *dysménorrhée d'origine ovarienne* est généralement due, en dehors des cas où l'ovaire est nettement malade, à un manque de parallélisme entre le développement de l'ovaire et celui de l'utérus. L'avancement en âge, le mariage, la fécondation en sont souvent le meilleur traitement.

Chez les malades anémiées et mal réglées, prescrire l'ovarine en cachets.

Ovarine sèche fraîchement préparée. 0 gr. 20 pour un cachet n° 60.

Un cachet avant chacun des deux principaux repas.

Injections chaudes à 40° matin et soir (quelques malades se trouvent très bien des injections froides à 15°).

Bains de pieds sinapisés quotidiens.

Sinapismes à la face interne des cuisses.

Pointes de feu sur la région ovarienne ou applications de compresses imbibées de :

> Essence de térébenthine.

ou de :

> Teinture d'iode.......................... 15 gr.
> Gaïacol................................., 1 gr.

ou encore :

> Teinture d'iode.......................... 15 gr.
> Chlorhydrate de morphine............,. 0 gr. 25
>
> En badigeonnages le soir en se couchant.

Dans les cas où les douleurs deviendraient intolérables, et si aucun traitement médical ne parvenait à les calmer, on serait autorisé à discuter l'opportunité de la castration, même d'ovaires sains.

Cette pratique détestable au point de vue social ne devra être suivie qu'après échec de toutes les tentatives conservatrices, d'autant plus que dans certains cas, la dysménorrhée a résisté à l'ablation des ovaires.

La dysménorrhée membraneuse qui pour beaucoup d'auteurs auprès desquels nous nous rangerons, n'est qu'une des formes des métrites (métrite exfoliatrice) a été étudiée au chapitre concernant cette affection.

Nous nous bornons ici à y renvoyer le lecteur.

Stérilité

Dans ce chapitre nous laisserons intentionnellement de côté les malformations génitales qui comportent des traitements chirurgicaux spéciaux.

Nous avons vu aux chapitres correspondants le traitement à apporter aux atrésies, sténoses, du col de l'utérus, aux déviations utérines : nous n'y reviendrons pas.

Il nous suffit de rappeler ici ces causes possibles de stérilité.

Il en est de même pour toutes les affections utéro-annexielles. Métrites, salpingites, ovarites, etc.

Traiter l'état général de certaines femmes : anémie, tuberculose, adipose, arthritisme.

S'assurer au microscope que le sperme du mari renferme des spermatozoïdes.

Examiner le mari.

Conseiller les injections alcalines :

    Bicarbonate de soude................ 20 gr.
    Eau bouillie........................ 2 litres

Recommander la pratique du coït dans les

jours qui précèdent et qui suivent immédiatement les époques menstruelles.

Si la femme est bien conformée, si elle ne présente aucune lésion utéro-annexielle, si le sperme du mari est démontré fécondant, tenter la fécondation artificielle pour laquelle on procédera de la façon suivante :

Le coït ayant été pratiqué à une heure déterminée, le médecin muni d'une seringue stérilisée maintenue dans une solution alcaline au voisinage de 37° et armée d'une canule mince et effilée en caoutchouc durci recueille le sperme déposé dans un des culs-de-sacs vaginaux.

L'usage du spéculum ou d'une valve est indispensable.

Ceci fait, la canule est introduite dans l'utérus, au-delà de l'isthme du col et deux ou trois gouttes de sperme sont refoulées dans le corps de l'utérus.

Cette petite opération sera pratiquée dans les jours qui précèdent ou suivent immédiatement les règles.

Il est souvent nécessaire de la répéter plusieurs fois.

Après 5 ou 6 tentatives négatives, il est inutile de s'entêter.

Soins consécutifs. Appliquer un tampon d'ouate stérilisée sur le col. Laisser la femme au lit pendant 24 heures, le siège légèrement surélevé par des coussins.

Salpingo-ovarites

Nous avons adopté cette dénomination en ce qu'il est si rare de voir la trompe malade à côté d'un ovaire sain et réciproquement une trompe saine auprès d'un ovaire malade, que ces lésions ne peuvent être étudiées que dans un groupe unique.

D'une façon générale les salpingo-ovarites reconnaissent leur origine dans l'infection des organes génitaux apportée de l'extérieur. Cette infection est le plus souvent d'origine puerpérale (fausses-couches, couches septiques) ou d'origine gonococcique. Elle s'accompagne toujours d'une métrite plus ou moins accusée.

On a longtemps accordé une importance considérable à la division en salpingites gonococciques et salpingites par infection autre. Au point de vue thérapeutique cette distinction nous paraît de peu d'intérêt.

Nous plaçant au point de vue anatomo-pathologique, nous étudierons successivement le traitement à apporter aux :

1° Salpingo-ovarites aiguës catarrhales.

2° Salpingo-ovarites chroniques.

3° Salpingo-ovarites kystiques { hydro-salpinx.
hémato-salpinx.
pyo-salpinx.

4° Nous dirons un mot à la suite de ce chapitre de l'épisode aigu survenant au cours de ces affections, caractérisé par la réaction inflammatoire brusque du péritoine du petit bassin : la pelvi-péritonite.

6° Salpingo-ovarites tuberculeuses.

A. — Salpingo-ovarites aiguës catarrhales

Symptômes.

Syndrome utérin (v. métrites).

Douleur vive, siégeant au niveau des annexes elles-mêmes ou bien, très souvent, au niveau de la région lombaire (diagnostic avec coliques néphrétiques). La douleur irradie vers l'épigastre, les cuisses (fausses sciatiques), s'accompagnant parfois de véritables *coliques expulsives* (coliques salpingiennes).

Irrégularité des règles.

La crise aiguë s'accompagne souvent d'une perte sanguine. Pertes blanches jaunâtres dans les intervalles des ménorragies.

Le palper combiné au toucher donne les renseignements suivants :

Douleur exquise au niveau de la trompe et de
l'ovaire. Empâtement plus ou moins œdémateux
des culs-de-sacs latéraux. Parfois les annexes d'un
côté ont basculé dans le cul-de-sac de Douglas et
c'est dans le cul-de-sac postérieur que les lésions
seront mises en évidence.

Diagnostic.

On devra éliminer les névralgies pelviennes à
point de départ ovarien, symptôme dont on a voulu
faire un signe révélateur de l'hystérie.

La différenciation avec la métrite aiguë n'a d'intérêt que dans les cas où l'on reconnaîtra que l'intégrité des annexes est encore complète. Nous avons
vu qu'il est exceptionnel que la salpingo-ovarite ne
s'accompagne pas de métrite.

Le kyste de l'ovaire ne peut être confondu
qu'avec les salpingites kystiques.

Les salpingo-ovarites aiguës ont une tendance
remarquable à évoluer vers la chronicité. On peut
cependant espérer les guérir complètement par des
soins assidus et très longtemps prolongés.

. La stérilité est fréquente à la suite de poussées
de salpingite aiguë, mais ne paraît pas en être la
conséquence fatale.

Traitement.

1º Repos absolu au lit.

2º Appliquer sur le bas-ventre des sachets de glace concassée (interposer un ou deux doubles de tissu de flanelle).

3º Prescrire de grands lavages intestinaux ou des laxatifs légers (poudre purgative, décoction de pruneaux et de séné, purgo-phtall, poudre laxative, jubol, v. laxatifs).

4º Antisepsie soignée du vagin par des irrigations de deux litres d'eau bouillie à 45º administrées sans aucune pression, renouvelées trois à quatre fois par jour et additionnées d'un des antiseptiques courants :

Oxycyanure de mercure. Permanganate. Sublimé. Eau oxygénée. Formol, Anios, etc. (Voir antiseptiques).

5º Contre la douleur prescrire les grands bains tièdes prolongés pendant 30 à 40 minutes, les lavements laudanisés, chloralés, les lavements à la valériane, à l'antipyrine, les suppositoires à l'extrait thébaïque, à la morphine, à l'extrait de belladone, les injections sous-cutanées de morphine et d'héroïne si besoin (voir douleurs pelviennes).

Lorsque la poussée inflammatoire aiguë a été

calmée par ces moyens, on sera autorisé à employer une thérapeutique plus active :

En luttant contre la métrite concomittante on obtient parfois la guérison de la salpingite.

Le curetage parait dans ces cas plus dangereux qu'utile (réveil de poussées aiguës) risques de déterminer une rupture spontanée de pyo-salpinx).

Le massage et l'électricité, appliqués au traitement des salpingo-ovarites aiguës ne sont capables d'amener qu'une amélioration de quelques semaines, rarement de plusieurs mois de durée.

Ce n'est que lorsque la courbe thermométrique aura démontré la cessation de toute réaction inflammatoire (environ trois à quatre semaines après le début de la crise) que l'on sera autorisé à :

Procéder à la dilatation de l'utérus suivie du drainage permanent de la cavité de celui-ci et des lavages et cautérisations légères de la muqueuse utérine.

Afin d'éviter les redites, nous renvoyons le lecteur au traitement de la métrite pour la description de la technique de ces différentes interventions.

Il est prudent de ne pas s'attarder trop longtemps à ce traitement indirect des salpingo-ovarites catarrhales.

En cas d'échec, c'est-à-dire si les douleurs per-

sistent, à plus forte raison si des crises aiguës
nouvelles survenaient, il devient nécessaire de
conseiller à la malade l'ablation des trompes et des
ovaires.

Celle-ci sera pratiquée, soit par voie vaginale, fort
peu recommandable en ce qu'elle expose aux sur-
prises les plus désagréables, soit et mieux par voie
abdominale.

Dans certains cas, le chirurgien peut procéder
au redressement d'une au moins des trompes, au
traitement local par excisions ou igni-puncture de
l'ovaire malade, à la fixation en position ouverte
du pavillon de la trompe, en un mot procéder à
un traitement local de reconstitution organique
que nous avons vu donner, entre les mains de M.
E. Reymond et entre les nôtres propres, les résultats les plus heureux quant à la suppression des
douleurs et quant à la conservation des fonctions
de reproduction. Chez les femmes jeunes, ce traitement sanglant conservateur, chaque fois qu'il
pourra être employé sans faire courir à la malade
de risques d'opération secondaire, présente des
avantages considérables.

Ce traitement des annexes sera souvent accompagné d'un redressement et d'une fixation de l'utérus en bonne position.

B. — Salpingo-ovarites chroniques

Lorsque la poussée de salpingite aiguë catar-rhale, au lieu de rester unique, se renouvelle au bout de laps de temps plus ou moins considé-rables, lorsque le traitement approprié n'a pas donné les résultats qu'on était en droit d'en atten-dre, c'est que le clinicien se trouve en présence d'une affection passée à l'état de chronicité.

Symptômes :

Dans ces cas, les poussées aiguës alternent avec les périodes de rémission. On constate :

Le syndrome utérin, les douleurs localisées au niveau des annexes, vives pendant les périodes aiguës, plus ou moins sourdes pendant les pério-des de calme relatif, reparaissant à l'occasion d'une marche prolongée, d'une fatigue, d'un effort. Les malades éprouvent des sensations de tiraillement dans les lombes.

Les règles sont des plus irrégulières. Tantôt les malades perdent du sang deux fois par mois (excel-lent signe) parfois, au contraire, elles subissent des périodes d'aménorrhée pouvant subsister plusieurs mois consécutivement.

Le toucher combiné au palper met en évidence

une douleur plus ou moins vive, suivant la période où est pratiqué l'examen. Parfois les trompes et les ovaires, un peu augmentés de volume, sont perceptibles à l'examen bi-manuel. Toujours on trouve un empâtement marqué dans les culs-de-sacs latéraux.

Diagnostic :

Nous avons vu la nécessité d'éliminer l'hypothèse de névralgies ovariennes (hystérie).

On assistera le plus souvent à une poussée aiguë de salpingite chronique. L'anamnèse fixera les idées.

Nous avons exposé plus haut comment on établit la notion de salpingite. Nous n'y reviendrons pas.

Traitement :

I. Calmer la crise aiguë par :

1° Repos absolu au lit ;

2° Prendre et inscrire la température matin et soir ;

3° Evacuer systématiquement l'intestin au moins une fois par jour ;

4° Appliquer en permanence des sachets de glace sur le bas-ventre après avoir interposé un ou deux doubles de flanelle ;

5° Grandes irrigations antiseptiques renouvelées trois fois par jour à 45°-50° ;

6° Calmer les douleurs par les suppositoires, les lavements laudanisés, chloralés, bromurés, les lavements à la valériane, etc. Utiliser si besoin les injections d'héroïne et de morphine. (Voir douleurs pelviennes) ;

7° Alimentation liquide tant que la température atteindra 38°. Alimentation légère après ;

8° Lorsque la température se sera maintenue pendant une dizaine de jours au voisinage de 37° sans dépasser 37° 5, conseiller le traitement chirurgical.

II. — La poussée aiguë passée.

Le seul traitement curatif sera chirurgical. Il est exceptionnel de voir rétrocéder une salpingite chronique.

Le traitement chirurgical comportera :

Soit la restauration opératoire des organes : Laparotomie — Redressement des trompes — Réfection et maintien ouvert du pavillon — Résection partielle ou ignipuncture des ovaires — Redressement et fixation de l'utérus si besoin.

Soit la castration uni ou bi-latérale .

Il est nécessaire que la malade laisse carte blanche au chirurgien, qui, les organes en mains, décidera de leur conservation ou de leur ablation.

Si par convenance personnelle la malade se refuse à la laparotomie, procéder, comme il a été décrit plus haut, à une tentative de cure indirecte de la salpingite par traitement de la métrite concomitante.

1° Faire porter à la malade une ceinture abdominale.

2° Ne permettre le lever, avec la ceinture, que dix jours francs après la chute définitive de la température.

3° Dilater l'utérus à l'aide de laminaires, mieux avec les bougies d'Hégar.

4° Drainage permanent de la cavité utérine.

5° Lavages et cautérisations légères de la muqueuse utérine (voir traitement de la métrite catarrhale).

C. — Salpingo-ovarites kystiques

Hydro-salpinx, pyo-salpinx, hémato-salpinx.

Les trois types de salpingo-ovarites kystiques : hydro-salpinx, pyo-salpinx, hémato-salpinx offrent au point de vue clinique une similitude telle que leur étude doit être faite en un seul bloc.

Symptômes :

Les symptômes généraux sont sensiblement les mêmes que ceux de la salpingo-ovarite chronique, syndrome utérin, douleurs annexielles, troubles de

la menstruation (particulièrement métrorrhagies).
L'aménorrhée est assez fréquente dans les cas de
salpingites kystiques. On a également signalé la
présence d'une évacuation intermittente et irrégu-
lière, survenant à la suite de coliques, de liquides
séreux, purulent ou hématique, écoulement auquel
on a voulu donner une valeur pathognomonique.
Etant donné que la plupart du temps, à l'opération,
on trouve obstrué l'orifice utérin de la trompe, il
est plus rationnel de penser que ces évacuations proviennent en réalité de la cavité utérine.

Les signes les plus importants sont fournis par
l'examen objectif :

Tantôt la palpation bimanuelle décèle, accolées
aux bords latéraux de l'utérus des masses plus ou
moins piriformes, plus ou moins renflées, plus ou
moins mobiles, toujours douloureuses, déprimant
plus ou moins les culs-de-sacs latéraux du vagin.
Ces masses donnent une sensation de rénitence,
rarement de fluctuation. Elles s'accompagnent rarement d'adhérences difficiles à rompre.

Tantôt les doigts explorateurs rencontrent un cul-
de-sac postérieur plus ou moins complètement envahi par une masse rénitente débordant dans les
culs-de-sacs latéraux, faisant bloc avec l'utérus
dont les limites sont fort difficiles à reconnaître.
Cette masse occupe tout le cul-de-sac de Douglas

avec lequel elle a pris des adhérences très intimes. Elle présente également une sensation de rénitence caractéristique.

Tantôt l'observateur perçoit dans un des culs-de-sacs latéraux une tumeur piriforme et dans l'autre une masse se confondant avec une tumeur incluse dans le Douglas. C'est cette variété mixte qui paraît la plus fréquente.

Tels sont les trois aspects cliniques sous lesquels se présentent les salpingo-ovarites kystiques.

Diagnostic.

Est-ce une salpingite kystique ? Eliminer :

La grossesse tubaire : hypertrophie de l'utérus, expulsion d'une caduque, unilatéralité de la tumeur, sont en faveur de cette hypothèse. Les commémoratifs, vomissements, hypertrophie des seins, malaises aideront à asseoir le diagnostic.

Les kystes de l'ovaire, particulièrement les kystes intraligamenteux sont souvent d'un diagnostic plus difficile. Ils sont généralement plus franchement latéraux, moins irréguliers. On ne trouve pas au fond du vagin une sensation de chaleur ni d'œdème particuliers à l'inflammation. Enfin ils se révèlent rarement par des crises douloureuses aiguës.

Les tumeurs fibreuses sont quelquefois impossibles à distinguer des salpingites accolées à l'utérus, à un premier examen.

Cependant après quelques jours de repos la trompe enflammée devient moins tendue, la sensation de rénitence qu'elle offre au toucher devient plus nette, alors que le corps fibreux conserverait toute sa dureté. Le cathétérisme de la cavité utérine montrant celle-ci augmentée de longueur tranche le diagnostic en faveur des corps fibreux.

Les salpingo-ovarites kystiques peuvent parfois être accompagnées de grossesse. Il faudra y songer avant de pratiquer le cathétérisme.

Est-ce un hydro-salpinx, un pyo-salpinx ou un hémato-salpinx ?

Cette question ne peut guère être tranchée qu'après ou au cours de l'intervention. L'élévation de température, inconstante, au moment des crises aiguës fera soupçonner le pyo-salpinx. Les notions d'infection post partum ou d'infection gonococcique sont également en sa faveur.

On ne devra pas oublier que le pyo-salpinx âgé est capable de se stériliser progressivement et de devenir hydro-salpinx. De même, il peut se produire une hémorragie plus ou moins profuse dans la poche purulente qui transformera celle-ci en un hémato-salpinx.

Pour nous, ces trois variétés reconnaissent le même traitement.

Traitement :

Celui-ci doit s'inspirer des notions de pronostic suivantes :

Les salpingo-ovarites kystiques sont des lésions définitives, incapables de guérison spontanée.

Les salpingo-ovarites kystiques, à l'occasion d'un surmenage quelconque, d'un effort, voire même sans cause apparente décelable sont suscep-tibles *de se rompre*. Si l'on a affaire à un hydro ou un hémato salpinx les accidents qui en découlent peuvent être relativement bénins. Mais dans le cas de pyo-salpinx, la rupture peut déterminer des accidents de péritonite généralisée foudroyants.

Les salpingo-ovarites kystiques sont susceptibles d'évoluer vers l'évacuation dans un organe creux voisin, déterminant à leur suite des fistules. Le plus fréquemment c'est le rectum qui est intéressé. L'évacuation peut également se faire par le vagin, la vessie ou l'uretère. L'évacuation peut rester per-manente ou devenir intermittente et amener lente-ment mais sûrement la malade à l'hecticité et à la cachexie.

Pour nous, le traitement médical ne devra donc être considéré que comme un *traitement d'attente*

permettant d'obtenir le refroidissement des lésions
en vue de l'exérèse chirurgicale.

Traitement médical :

1° Repos horizontal continué sans interruption
pendant plusieurs semaines, parfois plusieurs
mois ;

2° Application de vessies de glace en permanence
sur le bas-ventre. A leur défaut, applications de
compresses froides renouvelées très fréquemment ;

3° Irrigations sous faible pression à l'aide de
quatre à cinq litres d'eau bouillie additionnée d'un
des antiseptiques habituels (permanganate de potasse, formol, permanganate de chaux, oxycyanure
de mercure, sublimé, etc.) Prescrire l'usage d'une
canule à double courant qui protège la vulve contre la chaleur et permet de donner les irrigations
à 50° ;

4° Calmer les douleurs par les lavements médicamenteux habituels, les suppositoires, les injections de morphine ou d'héroïne ;

5° Sitôt la température revenue à la normale
pendant une huitaine de jours, les douleurs calmées, conseiller l'ablation des organes malades.

Etant donnée la métrite concomitante habituelle,
il sera souvent avantageux de procéder du même

coup à l'hystérectomie. Cette méthode facilite souvent l'intervention.

L'opération se fera toujours par voie haute de façon à permettre la libération des adhérences sous le contrôle de la vue.

Dans les cas pressants de réaction péritonéale, il peut être quelquefois avantageux de pratiquer une colpotomie vaginale qui facilitera le refroidissement des lésions.

Salpingo-ovarites. — Pelvi-péritonite

La pelvi-péritonite est l'extension de l'inflammation des annexes de l'utérus au péritoine pelvien.

Celui-ci réagit de diverses façons selon la septicité plus ou moins grande de la réaction inflammatoire, si bien que la pelvi-péritonite présente à l'observateur quatre formes types, ce sont :

La pelvi-péritonite séreuse ;

L'abcès pelvien d'origine tubo-ovarienne ;

Le phlegmon du ligament large ;

La cellulité pelvienne diffuse.

Leur nom indique suffisamment leur constitution anatomo-pathologique.

Leurs caractères différents méritent une étude spéciale pour chaque groupe. Nous y ajouterons les pelvi-péritonites chroniques.

Pelvi-péritonite séreuse. — *Symptômes* :

Constitue la réaction correspondant aux poussées aiguës de salpingites chroniques.

Légère réaction thermique. Etat saburral des voies digestives. Au toucher, douleurs très vives et très localisées. Empâtement général du petit bassin, pouvant masquer complétement l'état des organes pendant quelques jours.

Traitement :

Se confond avec le traitement des poussées aiguës de salpingite (voir plus haut).

La poussée aiguë terminée, la présence de cette violente réaction péritonéale justifie l'ablation des trompes et des ovaires qui en sont la cause initiale.

Abcès pelvien. — *Symptômes.*

La douleur peut apparaître brusquement, si vive qu'elle peut déterminer une syncope. Frissons, vomissements, ballonnement du ventre, pouls filiforme, faciès grippé accompagnent la douleur. La fièvre monte brusquement et prend un type rémittent à élévations vespérales. Constipation — Ténesme rectal et vésical — Dysurie — Cystite par propagation.

Le toucher vaginal montre l'utérus fixé dans une gangue d'œdème inflammatoire. Souvent le doigt explorateur perçoit une saillie plus ou moins prononcée, séparée du col utérin par un sillon. Le doigt rencontre une sensation de chaleur. La masse est animée de battements isochrones au pouls qui lui sont transmis par les artères du voisinage. La fluctuation est difficile à mettre en évidence.

Le diagnostic avec l'abcès pelvien d'origine appendiculaire est des plus difficiles. La notion de crises d'appendicite antérieures est des plus importantes et devra être soigneusement recherchée.

Le traitement d'urgence sera sensiblement le même.

Le traitement de l'abcès pelvien d'origine annexielle se confond avec le traitement du phlegmon des ligaments larges. (Voir plus loin).

Phlegmon du ligament large. — *Symptômes.*

Se forme vers la fin de la première semaine qui suit un accouchement septique. La douleur accompagnée ou non d'un grand frisson en marque le point de départ. La douleur s'irradie vers les lombes et les cuisses. La fièvre s'allume, accompagnée de sueurs abondantes et de disparition de l'appétit.

Un calme relatif se produit au moment où le pus se collecte.

L'empâtement initial du début se localise bientôt en une masse située dans un des côtés du bassin, remontant jusqu'au niveau du détroit supérieur.

L'utérus est repoussé vers le côté sain.

Traitement de l'abcès pelvien et du phlegmon du ligament large.

La première indication est de modérer la réaction inflammatoire.

1º Faire appliquer sur le bas-ventre un sachet de glace concassée sous lequel on interposera un ou deux doubles de flanelle.

2º Larges irrigations chaudes prolongées, renouvelées toutes les deux heures et administrées sans ancune pression.

3º Veiller à l'évacuation régulière de l'intestin.

4º Calmer les douleurs (voir douleurs pelviennes).

5º Surveiller la formation et la collection du pus. Celui-ci collecté :

I. — *L'abcès tend vers le vagin.* Pratiquer une *colpotomie* de 3 à 4 centimètres de longueur au niveau du col de l'utérus. Le vagin incisé, le doigt explorateur va à la rencontre de la collection.

Sur le doigt, maintenu au contact, avec une paire de longs ciseaux on ouvre la collection purulente.

Celle-ci est drainée avec un drain en croix, à son défaut, à l'aide d'un drain droit calé avec des mèches.

Celles-ci devront être disposées de façon à obturer exactement l'orifice de la colpotomie. C'est le meilleur moyen d'arrêter le suintement sanguin, parfois assez abondant, qui se produit au niveau de la tranche vaginale.

Application d'une mèche dans le vagin.

Pansement occlusif de la vulve.

Le pansement vaginal sera renouvelé au bout de 24 heures.

Les mèches seront retirées une à une dans les jours qui suivront.

Le drain est retiré entre le cinquième et le huitième jour, date à laquelle on pourra commencer sans danger les irrigations vaginales antiseptiques faites chaudes et sans pression.

II. — *L'abcès tend vers le rectum.* On devra tenter également de l'évacuer par *colpotomie postérieure.*

Certains auteurs voient dans l'évacuation par le rectum une source de dangers pour la malade par infection ascendante.

Nous avons montré dans notre thèse (abcès pelviens appendiculaires) que cette vue toute théorique

n'est pas confirmée par la pratique. Bien au contraire, le drainage par l'anus nous a donné les meilleurs résultats quant à la rapidité de guérison opératoire. Sans aller jusqu'à prôner cette voie comme
une méthode de choix, nous n'hésiterions personnellement pas à drainer une collection pelvi-périto-
néale par le rectum dans le cas où le drainage vaginal offrirait certaines difficultés.

Voici le manuel opératoire :

Dilatation de l'anus à l'aide du dilatateur de Tré-
lat. Irrigation abondante du rectum à l'eau stérilisée tiède. Une valve déprime l'anus et met la collection en évidence. Celle-ci est incisée à l'endroit
où elle proémine. On met un gros drain non fene-
tré dans la collection. Celui-ci ressort par l'anus.

Le drain tombe ordinairement spontanément vers
le quatrième jour. Il n'y a pas lieu de le réintro-
duire.

III. — *L'abcès est éloigné du vagin et de la paroi
abdominale.*

Les voies basses sont difficiles à suivre et parfois
dangereuses. Cependant la périnéotomie transversale par incision d'un ischion à l'autre avec dédoublement de la cloison recto-vaginale peut rendre
parfois des services.

Restent la *laparotomie sous-péritonéale* et la *laparotomie transpéritonéale.*

La première a l'avantage d'éviter l'effusion du pus dans la grande cavité péritonéale.

La deuxième permet l'ablation en masse de la poche suppurée si celle-ci est énucléable.

Les indications varieront avec les différents cas.

La *laparotomie sous-péritonéale* reconnaît les temps suivants : Incision de 10 centimètres environ, parallèle à l'arcade crurale à un centimètre au-dessus de celle-ci, analogue à l'incision de la ligature de l'artère iliaque externe.

On arrive dans le tissu cellulaire sous-péritonéal qu'on décolle avec les doigts de façon à atteindre la base du ligament large.

Lorsque le foyer purulent est atteint, on l'ouvre et on draine par l'incision.

Les jours suivants, on pratiquera l'aspiration par le drain à l'aide d'une sonde de Nélaton. Lorsque la suppuration commence à tarir, vers le 6e jour, on sera autorisé à retirer le drain qu'on remplacera par une mèche renouvelée chaque jour. La cicatrisation se poursuit ensuite peu à peu.

La *laparotomie transpéritonéale* a pour but l'énucléation de la poche suppurée. Il est prudent de la ponctionner avec un trocart avant d'en tenter l'ablation.

Celle-ci est parfois impossible. On se trouvera bien d'en fixer les lèvres à l'incision abdominale. La marsupialisation de la poche rend ainsi les plus grands services. Drainage de la cavité par drain et mèches.

IV. — *L'abcès est proche de la paroi abdominale.* On procédera à une laparotomie sous-péritonéale en drainant par en haut par drains et mèches. Parfois, l'abcès détergé, on constate que sa cavité s'étend jusqu'au voisinage du cul-de-sac postérieur du vagin.

Il sera avantageux, dans ce cas, d'ouvrir ce cul-de-sac et de passer également un drain du pelvis dans le vagin.

V. — *L'abcès infiltre le plancher pelvien.* On s'efforcera d'évacuer le pus par voie basse en incisant le cul-de-sac vers lequel tend la suppuration. Le plus souvent ce sera le cul-de-sac postérieur.

On y pratiquera une colpotomie telle que je l'ai décrite plus haut.

Si ce sont les culs-de-sacs latéraux qui sont atteints, on fera une colpotomie oblique en incisant depuis le milieu du cul-de-sac postérieur environ et en remontant, *mais sans la dépasser*, la moitié du col utérin correspondant (danger de blessure de l'artère utérine).

Dans le cul-de-sac antérieur, on fera une colpotomie antérieure en prenant garde, sitôt le vagin incisé, de refouler soigneusement la vessie et de passer entre cet organe et l'utérus.

On a également proposé de pratiquer l'hystérectomie vaginale dans les cas où la colpotomie simple ne permet pas d'aborder directement les collections purulentes.

Cette manière de faire présente l'avantage de laisser une large cavité de drainage.

On doit recourir dans ces cas à l'hystérectomie par morcellement.

Cette dernière méthode ne devra être employée qu'exceptionnellement.

Cellulité pelvienne diffuse. — *Symptômes* :

La cellulité pelvienne diffuse est au tissu cellulaire du petit bassin ce qu'est le phlegmon diffus au tissu cellulaire des autres régions de l'économie. Cette seule définition met en évidence la symptomatologie et la gravité de cette infection. Elle fait suite presque toujours à des accouchements septiques.

Réaction générale intense, grands frissons, température dépassant 40°, facies profondément infecté, infiltration aiguë du tissu cellulaire sous-péritonéal, tendance au sphacèle, urines rares, peau visqueuse, annoncent un dénouement bientôt fatal.

Traitement :

On peut cependant tenter, sans grandes chances de succès, un traitement énergique par des débridements hâtifs des parois vaginales. On ne négligera pas le traitement de l'infection puerpérale par :

Injections sous-cutanées de 20 cc. de sérum anti-streptococcique ;

Injections intra-musculaires de 20 cc. d'Electrargol et mêmes injections intra-veineuses de 5 cc. de ce produit ;

Irrigations continues de la cavité utérine à l'aide de la solution iodo-iodurée.

    Iode métalloïdique................. 0 gr. 25
    Iodure de potassium............... 1 gr.
    Eau stérilisée.................... 1 litre.

ou d'une solution de permanganate de potasse à 0 gr. 25 par litre d'eau.

Soutenir l'état général par les doses massives de sérum artificiel (s'il n'y a pas d'albuminurie).

Procéder de la façon suivante :

Injecter sous la peau 500 gr. de sérum artificiel. Si, deux heures après, celui-ci s'élimine facilement par les reins, augmenter rapidement et porter la quantité à deux litres par 24 heures.

Injections de caféine, spartéine, huile camphrée.

Tenter la formation d'un abcès de fixation en injectant sous la peau du flanc 2 à 8 cc. d'essence de térébenthine pure.

Pelvi-péritonites chroniques.

A la suite des pelvipéritonites peuvent subsister des adhérences, des fausses membranes entraînant la persistance des douleurs dans le petit bassin.

Ces douleurs occasionnées surtout par les compressions, les déviations, les agglutinations des organes pelviens seront combattues outre la médication sédative habituelle (v. doul. pelviennes) par le massage gynécologique (effleurage, pétrissage) l'atmocausis (air chaud) la gymnastique suédoise, l'application de courants faradiques.

Salpingo-ovarites tuberculeuses

On reconnait habituellement trois formes différentes à la tuberculose annexielle :

Forme miliaire ;

Forme chronique fibreuse ;

Forme chronique diffuse, la plus ordinaire.

La tuberculose annexielle s'accompagne généralement de tuberculose du péritoine pelvien, parfois la séreuse tout entière réagit et c'est à l'occa-

sion d'une laparatomie pour tuberculose péritonéale que l'on constate les lésions annexielles.

Symptômes :

Les salpingo-ovarites tuberculeuses affectent
le plus souvent la symptomatologie des salpingo-
ovarites chroniques ; douleurs localisées dans les
régions annexielles avec irradiations lombaires,
troubles dans la menstruation, syndrome utérin
plus ou moins net.

L'appendicite chronique tuberculeuse qui l'accompagne fréquemment donne à ces lésions une
symptomatologie à prédominance intestinale qui a
souvent fait errer le diagnostic. Il n'est pas rare
de voir ainsi l'abdomen ouvert pour appendicite
chronique alors que des trompes atteintes de tuberculose constituent les lésions prédominantes.

Si l'incision abdominale a été pratiquée médiane
telle que la préconise M. E. Reymond pour toutes
les appendicectomies, il n'y a pas grand mal ; mais
on juge de l'embarras de l'opérateur constatant des
trompes tuberculeuses de part et d'autre de l'utérus après avoir fait une incision latérale.

Diagnostic :

Le plus souvent le diagnostic positif est des plus
difficiles à préciser. On y arrivera cependant en

tenant compte des antécédents de la malade, de son hérédité, des affections présentées par ses collatéraux.

Nous avons vu combien l'appendicite tuberculeuse peut masquer aisément les lésions annexielles. Il faudra toujours songer à celles-ci dans le cas d'appendicites torpides à marche subaiguë.

Le plus souvent les lésions annexielles présentent au toucher les sensations des salpingo-ovarites kystiques.

Traitement :

Le seul traitement à apporter à la salpingo-ovarite tuberculeuse est la castration pratiquée le plus précocement possible si l'état du sujet ne contr'indique pas une intervention. Le plus souvent au cours de l'intervention on constatera des granulations diffuses sur tout le péritoine pelvien et même sur le péritoine intestinal et pariétal.

L'ablation des trompes malades est très susceptible par l'éradication de ce foyer, de provoquer une modification considérable de ces lésions, et même de faciliter la guérison définitive des lésions péritonéales si la castration a été pratiquée de façon précoce.

Kystes de l'ovaire

Au point de vue anatomo-pathologique, les kystes de l'ovaire peuvent être divisés en :

Kystes proligères.

Kystes dermoïdes.

Kystes mixtes (mucoïdes et dermoïdes).

Kystes parovariens.

Au point de vue thérapeutique cette division est d'importance tout à fait secondaire.

Symptômes :

Tiraillements, sensibilité de la région génitale avec irradiations dans les lombes. Compression du rectum, de la vessie, du nerf sciatique. Si le kyste évolue directement vers l'abdomen ces signes manquent et c'est le développement anormal de celui-ci qui fait consulter les malades.

Le kyste reste inclus dans le pelvis. L'examen bimanuel révèle soit dans le Douglas, soit latéralement la présence d'une tumeur assez dure, rénitente, généralement assez petite, le plus souvent mobile dans le petit bassin. Dans le cas où le kyste est inclus dans le ligament large, il semble parfois faire corps avec l'utérus. Mais un examen attentif permet de constater la présence d'un sillon entre ces deux organes. Le plus souvent alors, l'utérus est dévié du côté non occupé par la tumeur. Parfois il est dévié en avant.

Le kyste a gagné la grande cavité abdominale. La palpation abdominale fait constater la présence d'une tumeur sphérique résistante remontant plus ou moins haut dans l'abdomen. Sur les côtés ses limites sont assez faciles à préciser. En bas les sensations données par le palper sont le plus souvent assez vagues.

La percussion montre une zone de matité s'étendant du pubis jusqu'aux limites supérieures et latérales de la tumeur avec sonorité dans les flancs (c'est l'inverse dans l'ascite). Cette matité ne se déplace pas ou se déplace fort peu si l'on fait coucher la malade dans le décubitus latéral (diagnostic avec l'ascite).

L'utérus est en antéversion et déviation plus ou moins marquée du côté opposé à celui dans lequel s'est développée la tumeur.

Les troubles menstruels sont rares. L'ovaire sain suffit à assurer les fonctions. Dans le cas de bilatéralité des kystes, on note parfois une aménorrhée qui peut en imposer pour le développement d'une grossesse.

La stérilité n'est pas la règle.

La compression de la vessie peut déterminer soit

de la dysurie et du ténesme, soit de l'incontinence des urines.

La constipation est la règle. Elle s'accompagne d'anorexie, de vomissements qui mènent la malade vers la cachexie.

La dyspnée qui accompagne les gros kystes de l'ovaire peut être due soit à la gêne respiratoire du diaphragme et des côtes, soit à la compression des uretères (urémie).

Des complications cardiaques peuvent s'ensuivre.

Le développement du kyste entraine la formation de varices, d'hémorroïdes, d'œdème des jambes. Il n'est pas rare de constater l'apparition de vergetures sur le bas-ventre et les cuisses.

L'état général s'altère rapidement du fait de la compression des divers segments du tube digestif et de l'urémie chronique déterminée par la compression des uretères.

Accidents dus aux kystes de l'ovaire. L'infection du kyste peut se produire à la suite d'un traumatisme direct : contusion, ponction, ou par propagation d'une infection de voisinage (appendicite par exemple).

Elle est révélée par une élévation de température intense avec frissons, sudation, céphalée. Ces phénomènes se précisent par l'apparition d'une douleur vive localisée à la poche kystique.

La torsion du pédicule du kyste s'annonce par des réactions violentes : douleur vive, instantanée. Si la torsion est complète, les signes de péritonite, facies grippé, vomissements, ballonnement du ventre, parfois syncope apparaissent bientôt à leur tour. Il peut se produire, dans des cas rares, que cette réaction péritonéale soit de peu d'importance.

Le plus souvent, la péritonite continue à évoluer, la fièvre s'allume et est entretenue par la résolution due à la mortification lente de la tumeur. La malade succombe dans la cachexie.

La torsion du pédicule s'accompagne parfois de rupture du kyste se compliquant d'hémorragies internes foudroyantes.

La rupture isolée du kyste peut être due à un traumatisme extérieur : coup sur le ventre, chute, effort de défécation, ou de vomissement — à une usure de la paroi du kyste, — à la dégénérescence graisseuse de celle-ci, à une thrombose vasculaire déterminant une nécrose partielle de cette paroi.

L'évacuation peut se faire :

1° Dans la cavité péritonéale où elle peut : se résorber, c'est rare — déterminer une péritonite généralisée, assez fréquent — ; provoquer une intoxication ultra rapide par résorption massive des liquides inclus dans le kyste.

Le diagnostic sera fait par :

La disparition brusque de la tumeur ;

La présence d'une certaine quantité de liquide libre dans la cavité péritonéale ;

L'apparition d'une douleur vive, syncopale (inconstant).

2° Dans les organes voisins :

Rectum, côlon, infection de la poche kystique, becticité, mort.

L'estomac et le petit intestin, rare. Vomissements, diarrhée, profuse.

La vessie, le vagin, exceptionnelle.

D'autres accidents découlent encore du développement des kystes de l'ovaire. Citons seulement pour mémoire les étranglements internes de l'intestin à la suite d'adhérences et les complications pleurales capables de précéder et même de suivre les interventions chirurgicales.

« La mort est le résultat ordinaire du développement des kystes lorsque la chirurgie n'intervient pas. » (Pozzi). La mort survient par *marasme, embolie, périt.onite* ou *suppuration du kyste* à la suite de ponctions répétées. Dans la majorité des cas, pour des kystes volumineux, la survie n'excède pas deux ans.

Diagnostic :

I. — *Le kyste reste inclus dans le pelvis.* Au toucher, la confusion peut s'établir avec une annexite. La notion d'inflammation utérine et péri-utérine, l'élévation de température trancheront la difficulté en faveur de celle-ci.

L'hématocèle rétro-utérine peut en imposer si l'on ne tient pas compte de la façon cataclysmique dont celle-ci fait son apparition. La réaction péritonéale intense du début de l'affection, les signes sympathiques de grossesse tournés courts serviront à asseoir le diagnostic.

La grossesse extra-utérine au début peut plus souvent encore être une cause d'erreur. L'aménorrhée fréquente dans cet état sera un élément de diagnostic précieux, de même les phénomènes de modifications du col (congestion, rougeur intense, ramollissement par places).

II. — *Le kyste a gagné la grande cavité abdominale.* Il est indispensable d'éliminer la possibilité d'une grossesse. Les seuls signes de certitude de grossesse permettront de trancher le diagnostic. Ceux-ci sont souvent difficiles à reconnaître en cas d'hydramnios, un kyste peut d'ailleurs compliquer celle-ci.

Chaque fois que le doute subsistera, la temporisation sera la règle.

Nous avons vu plus haut quels signes feront discerner le kyste de l'ovaire de l'ascite, nous n'y reviendrons pas ici. Les signes : disposition des zones de matité, déplacement du liquide, sont assez faciles à mettre en évidence et sont susceptibles d'éviter toute erreur.

Une seule difficulté peut subsister, dans les cas d'ascites enkystées accompagnant les néoplasmes intestinaux et la péritonite tuberculeuse. Le diagnostic se fera par les signes de tuberculose intestinale et pulmonaire concomitants. L'évolution rapide des cancéreux vers la cachexie tranchera la difficulté dans le premier cas.

Dans les cas où on hésiterait entre le kyste et un fibrome volumineux, la mensuration de la cavité utérine serait d'un précieux secours. Il ne faudra pas oublier que celle-ci peut être légèrement augmentée par suite de la traction exercée sur le corps de la matrice par le développement du kyste de l'ovaire.

La distension vésicale à la suite de rétention est une cause fréquente d'erreur. Il suffira d'y penser. D'ailleurs le cathétérisme de la vessie devant être pratiqué systématiquement avant tout examen gynécologique évitera une confusion qui a été très fréquente.

Les kystes hydatiques du rein, les hydronéphroses seront éliminés par l'examen attentif des connexions de la tumeur.

Nous citerons également les kystes hydatiques du foie et de la rate, les cholécystites volumineuses auxquelles il est indispensable de songer pour les éliminer assez facilement par les autres symptômes qui les accompagnent.

Pour parfaire le diagnostic, on a souvent été tenté de pratiquer une ponction exploratrice.

Cette intervention est loin d'être sans danger. Outre les accidents susceptibles de survenir à sa suite dans les cas de kystes (évacuation incomplète suivie d'écoulement du liquide kystique dans la cavité péritonéale, la suppuration consécutive possible, l'hémorragie grave survenant à la suite de l'effraction d'un des volumineux vaisseaux sanguins qui rampent fréquemment sur la paroi de celui-ci) on se rend compte du résultat obtenu par la ponction de l'œuf d'un utérus gravide.

Dans les cas où le diagnostic resterait hésitant, il serait de beaucoup préférable de pratiquer franchement une laparotomie exploratrice, bénigne du fait de l'asepsie qui accompagne toute intervention de cette nature, curatrice, si le diagnostic hésitant devient à ce moment positif.

Traitement :

« Le traitement médical a été responsable autrefois de la mort de beaucoup de femmes. Tout kyste de l'ovaire reconnu doit être, si possible, enlevé » (Pozzi).

Le seul traitement rationnel du kyste de l'ovaire est l'ovariotomie.

Indications opératoires. La dégénérescence facile des kystes de l'ovaire en tumeurs malignes est une indication de premier ordre d'enlever tout kyste de l'ovaire reconnu, si petit soit-il.

L'âge du sujet ne peut être une contre-indication : on a publié des observations de kystes enlevés avec succès chez des petites filles de 20 mois et chez de vieilles femmes de 82 ans.

Les seules contre-indications résident dans la dégénérescence graisseuse du cœur, une myocardite avancée compliquée de troubles circulatoires (pré asystolie), des lésions pulmonaires prononcées.

Dans ces cas seuls la ponction du kyste pourra être tentée comme une intervention d'urgence et de nécessité absolue pour lutter contre des accidents de compression excessive.

Ce n'est pas ici le lieu de décrire en détail l'ovariotomie pour kystes de l'ovaire. Nous rappellerons simplement que l'abdomen ouvert, le chirurgien procédera aux temps suivants :

Rupture ou dissection des adhérences, à la paroi abdominale, à l'épiploon, à l'intestin grêle, au pelvis si celui-ci est abordable.

Evacuation du kyste à l'aide du gros trocart spécial.

Saisie de la poche kystique à l'aide de fortes pinces spéciales.

Extraction du kyste en libérant les adhérences qui auraient pu échapper lors du premier temps.

Le pédicule est isolé, lié avec des fils forts et abandonné dans l'abdomen.

Suture de la paroi abdominale sur trois plans : péritoine, aponévrose, peau.

Dans certains cas, les adhérences du kyste aux organes environnants rendent l'extirpation de celui-ci pratiquement impossible du fait des désordres graves qu'elle est susceptible de provoquer (déchirures intestinales et vésicales).

Dans ces cas-là le chirurgien se résoudra à pratiquer la marsupialisation du kyste.

Voici en quoi cette intervention consiste :

Le kyste est ponctionné, vidé, sa cavité nettoyée à l'aide de compresses.

Ceci fait, l'orifice de ponction agrandi, on attire la poche kystique aussi loin que possible en dehors de l'abdomen sans cependant provoquer trop de tiraillements.

On procède à une première série de sutures fixant le péritoine à tout le pourtour du kyste, au niveau où celui-ci affleure.

On résèque l'excédent de poche kystique s'il y en a.

Par une deuxième série de sutures, on affronte les bords de l'orifice du kyste aux bords de la plaie cutanée.

On referme sur trois plans la portion de l'incision abdominale qui n'a pas été utilisée pour la marsupialisation.

La cavité laissée en contact avec l'extérieur est bourrée sans tassement à l'aide de mèches au milieu desquelles on abandonne un drain.

Soins consécutifs à l'opération.

Malade très affaiblie, hémorragie importante au cours de l'opération.

Injections d'huile camphrée, caféine, spartéine, éther.

Injections sous-cutanées de sérum artificiel 250^{cc} à 1500^{cc}.

Veiller à ce que la malade urine douze heures au plus après l'intervention. La sonder si la miction n'a pas été spontanée.

Le pansement est renouvelé tous les jours s'il y

a eu drainage. Dans ce cas on se trouvera bien de pratiquer l'aspiration des liquides qui séjournent au fond de la plaie à l'aide d'une sonde uréthrale de Nélaton N° 16 ou 18, montée à l'extrémité de l'aspirateur Potain ou Dieulafoy et soigneusement stérilisée.

Le pansement ne sera touché que vers le huitième jour si la suture cutanée a été complète et s'il ne se produit aucune ascension de température.

Les fils seront retirés du huitième au quatorzième jour. Il est bon de retirer les fils cutanés en 2 fois. Une première série vers le huitième jour, la deuxième série vers le quinzième jour. Cette pratique donne une grande sécurité contre les désunions secondaires des plaies.

KYSTES DE L'OVAIRE ET GROSSESSE

La coexistence de la grossesse et d'un kyste de l'ovaire est exceptionnelle, elle peut cependant exister dans la proportion de 1 pour 1000 accouchements environ. C'est pourquoi nous en dirons un mot ici.

Il est admis que les kystes de l'ovaire présentent une poussée notable d'accroissement du fait de la grossesse coexistante.

On a remarqué que les accidents propres aux kystes de l'ovaire étaient plus fréquents pendant la gestation (torsion du pédicule, hémorragies intra-kystiques, rupture du kyste).

Les troubles apportés au développement de la grossesse par la présence du kyste sont variables avec les dimensions de celui-ci.

Un petit kyste peut ne déterminer aucun incident, mais si la tumeur atteint un certain volume, la marche de la parturiente devient très difficile, sa respiration est des plus gênées. Parfois surviennent de véritables crises de dyspnée intense avec sensations de suffocation pouvant aller jusqu'à la syncope.

La vessie comprimée est le siège de dysurie, de pollakiurie très pénible.

La compression des racines nerveuses pelviennes détermine des névralgies très vives.

La circulation est gênée. Un œdème plus ou moins dur apparaît au niveau des membres inférieurs.

La grossesse peut aller jusqu'à terme. Mais le plus souvent le travail survient prématurément.

En ce qui concerne le travail, il faut distinguer entre les kystes pelviens et les kystes ayant envahi la grande cavité abdominale.

Les kystes pelviens s'opposent à l'accommodation

des parties fœtales. Parfois le kyste peut s'effacer en s'aplatissant et le travail, ralenti, peut cependant s'effectuer spontanément.

Ces cas heureux ne sont pas les plus fréquents. On doit redouter l'éclatement du kyste avec son cortège : péritonite, hémorragie foudroyante.

Dans certains cas, l'accouchement peut devenir impossible. L'enfant meurt dans l'utérus et la putréfaction de l'embryon vient encore compliquer la situation. Ceci dans le cas où le travail s'arrête.

Dans d'autres cas, les douleurs deviennent subintrantes, l'utérus se tétanise et la rupture utérine devient imminente.

Le post-partum ne présente habituellement rien de particulier. Les suites de couches devront être particulièrement surveillées.

L'infection utérine préparerait la suppuration du kyste.

Si le kyste est abdominal c'est de son côté (torsion-rupture) que surviendront les accidents.

Diagnostic :

En général facile au début de la grossesse. La présence de deux tumeurs isolées l'une de l'autre l'impose.

Plus tard les difficultés augmentent. Cependant en partant de la notion de deux tumeurs en présence, les signes de certitude de grossesse, contractions utérines, perception des petites parties fœtales, auscultation du cœur de l'embryon permettront de distinguer l'utérus du kyste qui l'accompagne.

Cependant on a pu faire les erreurs suivantes :

Croire à la présence de deux kystes des ovaires.

Croire à la présence d'hydramnios dans un utérus gravide ;

· Croire à un utérus gravide rétro ou latéro-fléchi ;

Croire au développement d'une grossesse tubaire.

Ces erreurs sont parfois impossibles à éviter.

Traitement :

I. **Pendant la grossesse.** — On a longtemps considéré la femme enceinte comme un *noli me tangere* chirurgical. Actuellement, nombre de chirurgiens n'hésitent pas à remplir une indication pressante chez la femme enceinte.

Dans le cas de kyste de l'ovaire un peu volumineux, si l'on considère qu'en restant dans l'expectative la femme a les plus grandes chances de ne pas mener sa grossesse à bien, les appréhensions du chirurgien craignant de provoquer un accouchement prématuré du fait de son intervention ne sont plus justifiées. Tout, au contraire, devra être tenté pour permettre à l'utérus son libre développement, et il est de fait que dans le cas de kystes de l'ovaire enlevés chirurgicalement pendant la gestation, 20 p. 100 de femmes à peine, voient leur grossesse interrompue prématurément.

La léthalité chirurgicale n'est pas influencée du fait de la grossesse.

L'intervention la plus précoce possible sera donc de règle absolue sitôt le kyste diagnostiqué.

II. Pendant le travail. — *Kystes pelviens*. — Tenter de les refouler dans la grande cavité abdominale soit à l'aide des doigts introduits dans le vagin, soit même, sous chloroforme à l'aide des doigts introduits dans le rectum. Cette manœuvre devra être accomplie avec la plus grande douceur. Des accidents de rupture du kyste ont été signalés.

En cas d'échec, et sans recourir à la ponction du kyste par le vagin, beaucoup trop dangereuse (*19 p. 100 de mortalité*) on pratiquera la laparotomie.

Parfois on pourra enlever la tumeur et laisser l'accouchement se terminer spontanément, en l'accélérant si besoin par une application de forceps.

Si l'extirpation du kyste est impossible, on fera une césarienne. Celle-ci faite, il est quelquefois possible d'enlever le kyste et de conserver l'utérus ; mais plutôt que de courir le risque d'infecter la grande cavité péritonéale, il vaudra mieux se résoudre à terminer par une hystérectomie subtotale.

Tumeurs solides de l'ovaire

On reconnaît trois espèces de tumeurs solides des ovaires :

1° Tumeurs conjonctives ;
2° Tumeurs épithéliales ;
3° Tératomes.

Nous les passerons successivement en revue.

I. — Tumeurs conjonctives de l'ovaire

Fibromes et fibro-myomes

Symptômes :

Bien souvent ne se révèlent par aucun signe subjectif appréciable. Ils sont découverts soit par une exploration des organes génitaux, soit au cours d'une laparotomie.

Dans certains cas, ils se révèlent par des douleurs plus ou moins vagues, souvent accompagnées de métrorragies.

L'ascite, très fréquente en cas de fibromes de l'ovaire, faisant explorer l'appareil génital féminin les fait parfois découvrir.

L'état général reste habituellement bon.

Le toucher fait percevoir, soit dans les culs-de-sacs latéraux, soit dans le cul-de-sac postérieur, parfois à cheval sur les deux, la présence d'une tumeur dure, bosselée, très mobile dans le pelvis, les fibromes de l'ovaire contractant rarement des adhérences s'ils ne se compliquent pas de salpingite.

Diagnostic :

Souvent très difficile à établir avec le fibrome pédiculé de l'utérus.

L'ascite peut faire penser à une tumeur maligne.

La laparotomie exploratrice seule pourra lever les doutes en se transformant en opération curative.

Traitement :

Exclusivement chirurgical.

On n'enlèvera qu'un seul ovaire si son congénère est sain.

Dans le cas contraire on pratiquera soit la castration double, soit l'hystérectomie subtotale ou totale.

Sarcomes de l'ovaire

Le sarcome est une affection rare de l'ovaire.

Il s'observe à tous les âges de la vie génitale, son maximum de fréquence paraissant être à l'époque de la plus grande activité génitale.

Symptômes :

Très semblables à ceux des fibromes de l'ovaire avec cette différence que les sarcomes contractent rapidement des adhérences avec les organes qui les entourent.

Pour les fibro-sarcomes, la guérison se maintient, après leur ablation, pendant une durée telle qu'on peut la considérer comme définitive.

Pour les sarcomes globo-cellulaires, la marche est tellement rapide qu'elle prend une allure galopante : les métastases péritonéales et viscérales sont précoces.

Traitement :

Uniquement chirurgical.

L'hystérectomie, avec évidement ganglionnaire du pelvis est le plus souvent indiquée.

II. — Tumeurs épithéliales de l'ovaire

Epithéliomes

L'épithéliome, ou carcinome de l'ovaire est rare. Nous n'en dirons que quelques mots.

Symptômes :

Très peu nets au début.

Le toucher fait percevoir une tumeur latérale ou postérieure qui devient rapidement adhérente et s'accompagne précocement de douleurs vives, survenant parfois sous forme de crises paroxystiques, irradiant vers les lombes et les cuisses.

L'ascite apparaît bientôt, souvent sanguinolente.

Cachexie rapide de la malade. Accroissement souvent galopant de la tumeur. Œdème des membres inférieurs. Phlébites.

Diagnostic :

Ne peut être hésitant avec le fibrome, le sarcome qu'au début de l'affection.

Bientôt son retentissement sur l'état général, la formation d'ascite imposent l'idée de malignité de la tumeur.

Traitement :

Il importe cependant de l'extirper le plus tôt possible.

Dans ces cas on fera toujours systématiquement l'hystérectomie totale avec évidement des ganglions pelviens.

Epithéliomes secondaires de l'ovaire

Sont généralement des métastases soit par voie directe, soit par voie lymphatique de carcinomes du col ou du corps de l'utérus. Ils peuvent également compliquer des cancers de l'estomac, de l'intestin et même des cancers du sein.

Leur traitement sera le même que pour les épithéliomes primitifs. Il n'y aura lieu d'intervenir que si ces néoplasmes déterminent à eux seuls des accidents nécessitant une thérapeutique active, l'état précaire habituel des malades qui en sont atteintes rendant toute opération difficile à réaliser avec succès.

III. — Tératomes

Extrêmement rares. Considérés alternativement comme des tumeurs bénignes et des tumeurs malignes. Peuvent acquérir des dimensions très considérables.

Les symptômes qu'ils présentent sont des signes de compression joints à la constatation de la présence d'une tumeur solide.

La constatation de leur présence impose leur éradication.

TUMEURS DES TROMPES

I. — Tumeurs conjonctives

Fibromes :

Peuvent se développer sur toute la longueur de la trompe. Suivant l'étage qu'ils occupent peuvent être divisés en :
Fibromes sous-muqueux.
Fibromes interstitiels.
Fibromes sous-séreux.

Symptômes :

Peuvent manquer totalement.
Peuvent apparaître, douleurs plus ou moins violentes, quelquefois métrorragies.

Diagnostic :

Extrêmement difficile. Sont le plus souvent considérés comme des tumeurs solides de l'ovaire ou des fibromes pédiculés de l'utérus.

Traitement :

Laparotomie. Parfois on pourra parvenir à énucléer le fibrome purement et simplement.

Le plus souvent, la trompe sera enlevée avec la tumeur.

Sarcomes :

Très rares, marche rapide, généralisation précoce au péritoine et aux organes avoisinants.

Le diagnostic en est fait exceptionnellement.

Le traitement comporte l'hystérectomie totale hâtive avec évidement ganglionnaire du petit bassin.

II. — Tumeurs épithéliales des trompes

Papillomes :

Tumeurs de volume extrêmement variable : celui d'une mandarine à celui d'un petit melon.

Ces tumeurs constituent des trouvailles opératoi-res. Leur rareté justifie l'absence de diagnostic.

Leur présence commande l'ablation de la trompe.

Carcinomes :

Généralement secondaires à un épithéliome de l'ovaire ou de l'utérus. Peuvent cependant parfois se développer primitivement.

Symptômes :

Douleurs correspondant à la région malade.

Menstruation troublée le plus fréquemment par des métrorragies.

L'ascite se développe fréquemment dans la grande cavité péritonéale.

Traitement :

Ne pourra donner quelque chance de résultat durable qu'à la condition qu'une hystérectomie totale accompagnée d'un large évidement ganglionnaire de la cavité pelvienne ait été pratiquée de façon précoce.

TUMEURS DES LIGAMENTS LARGES

Fibromes :

Doivent être distingués des fibromes utérins développés dans le ligament large (voir fibromes de l'utérus).

Ces tumeurs peuvent acquérir un développement assez considérable (volume du poing).

Peuvent subir diverses transformations : *infiltration œdémateuse, dégénérescence myxomateuse, transformation kystique* partielle ou totale, *calcification, ossification.* Parfois une hémorragie interstitielle peut se produire qui les transforme en kystes hématiques.

Symptômes :

Se confondent avec ceux des fibromes utérins ayant envahi le ligament large. Cependant les métrorragies sont rares. Ils se révèlent généralement par des signes de compression de la vessie, du rectum, ou des nerfs du bassin.

Traitement :

Laparotomie. Ablation en ayant soin de rechercher d'abord l'uretère souvent englobé dans la

tumeur et dont les connexions peuvent être fort
changées.

L'hystérectomie totale peut devenir opération de
nécessité à la suite de l'hémorragie parfois très
abondante qui accompagne l'éradication de ces
tumeurs.

Sarcomes :

Symptômes. — Analogues à ceux fournis par les
fibromes, n'était le développement infiniment plus
rapide de ces tumeurs. Les signes de compression
seront ainsi beaucoup plus hâtifs. Ces tumeurs se
développent soit vers la cavité abdominale, soit
vers le petit bassin.

L'état général s'altère rapidement. Les métastases et la propagation sont assez fréquentes.

Traitement :

Exclusivement chirurgical. Devra être très précoce et l'exérèse devra dépasser largement les limites de la tumeur.

Kystes hydatiques du ligament large :

Symptômes :

Seraient nuls, n'était la compression exercée par
le développement du kyste.

L'état général reste satisfaisant.

Le toucher montre une tumeur, généralement enclavée dans le Douglas, rénitente, peu mobile. Il est exceptionnel de percevoir le frémissement hydatique.

Diagnostic :

Rarement posé d'emblée. On pourra cependant y parvenir par exclusions successives des hypothèses soulevées par la présence d'une tumeur présentant ces caractères.

Traitement :

La colpotomie postérieure pourra parfois suffire à amener la guérison des petits kystes pelviens.

Cette technique est peu recommandable.

Le mieux sera de pratiquer une laparotomie, de ponctionner et vider le kyste, d'en disséquer et enlever la membrane limitante.

Varicocèle du ligament large :

Fréquence relativement grande. Généralement secondaire à la présence d'une tumeur volumineuse du petit bassin : fibromes, kystes de l'ovaire.

Accompagne également les inflammations annexielles.

Diagnostic :

Peu important dans le cas où le varicocèle accompagne une grosse tumeur.

Utile à différencier dans le cas d'inflammation annexielle. Un bon signe consiste dans l'apparition d'une douleur vive, pulsatile, lancinante, s'irradiant vers les lombes, survenant lorsque la malade se lève ou s'assied dans son lit, disparaissant lorsque la malade s'étend de nouveau.

La coexistence de varices des membres inférieurs et surtout d'hémorroïdes et de varices des grandes lèvres sera un élément important de diagnostic positif.

Une complication susceptible de survenir au cours de cette affection, la phlébite des ligaments larges peut en assombrir singulièrement le pronostic.

Les symptômes d'infection générale surviennent rapidement à la suite de cette complication et peuvent commander une intervention hâtive.

A la suite d'autres auteurs, nous avons préconisé au cours d'une précédente publication l'exérèse chirurgicale des phlébites du ligament large (traitement chirurgical des phlébites. Revue générale. Gazette des Hôpitaux, 6 avril 07).

Le traitement du varicocèle du ligament large est pour certains auteurs exclusivement médical.

1º Irrigations vaginales chaudes répétées plusieurs fois par jour ;

2º Repos pendant les périodes cataméniales.

3º Prescrire avant chacun des deux principaux repas dix gouttes dans un peu d'eau de :

Teinture d'Hamamelis virginica... ⎫ āā 15 gr.
Teinture d'Hydrastis canadensis... ⎭
Acide chlorhydrique................ II gouttes.

4º Porter une ceinture hypogastrique antiptosique.

Le traitement du varicocèle symptomatique de tumeurs pelviennes se confond avec le traitement de la lésion initiale.

Pour nous, nous croyons avantageux de réséquer systématiquement les varices du ligament large. C'est le vrai traitement préventif des phlébites toujours possibles à la suite d'une infection des organes génitaux.

Tumeurs des ligaments ronds

Kystes :

Généralement situés à l'extrémité extra-abdominale du ligament rond, au niveau de l'orifice externe du canal inguinal.

Symptômes :

Kystes généralement petits, du volume d'une amande, partiellement réductibles dans le canal inguinal (diagnostic avec la hernie).

Contenu séreux.

Quelquefois peuvent être plus volumineux, n'être pas réductibles, occupent la partie supérieure de la grande lèvre.

Contenu séreux ou hématique qui les a fait comparer à l'hématocèle de la vaginale du testicule de l'homme.

Diagnostic :

Leur siège plus élevé les fait distinguer des kystes de la glande de Bartholin.

L'erreur est plus commune avec les hernies inguinales petites, particulièrement avec les épiplocèles qui donnent parfois une fausse sensation de rénitence, quelquefois même une fausse sensation de fluctuation. La réductibilité complète est en faveur de la hernie. L'impulsion franche à la toux est un précieux élément de diagnostic positif de cette dernière.

Il faudra songer également au lipome préherniaire secondaire au port habituel d'un bandage contentif de hernie.

Traitement :

La malade ne vient consulter pour cette affection qu'à la suite de la gêne qu'elle éprouve du fait de cette petite tumeur.

Son ablation est le plus souvent aisée. L'anesthésie locale cocaïnique suffira le plus souvent pour pratiquer l'ablation du kyste du ligament rond.

Cependant il est nécessaire de s'assurer que celui-ci ne présente pas de prolongement dans le canal inguinal, cas auquel l'anesthésie générale devra être préférée pour faciliter la dissection complète jusque dans le trajet inguinal.

Fibromes :

Se développent le plus souvent chez les multipares entre 30 et 50 ans.

Peuvent siéger sur les trois portions du ligament rond : portion extra-abdominale, portion inguinale, portion intra-péritonéale.

La première variété est de beaucoup la plus fréquente.

Leur volume est habituellement peu considérable.

Ils sont habituellement irréductibles dans le trajet inguinal.

Diagnostic :

Les fibromes intra-péritonéaux ne sont diagnostiqués qu'au cours d'une laparotomie.

Le diagnostic le plus fréquemment porté dans ces cas est celui de tumeur solide de l'ovaire.

Les fibromes extra-inguinaux seront confondus suivant qu'ils sont pédiculés ou non, avec une épiplocéle, une hernie de l'ovaire, un lipome préherniaire.

S'il n'y a pas de pédicule, on pourra penser à une masse ganglionnaire, à un kyste de la glande de Bartholin.

Les fibromes du ligament rond peuvent dégénérer en fibro-myxomes et surtout en fibro-sarcomes. Le pronostic sera alors beaucoup plus réservé.

Traitement :

Il sera donc indiqué de procéder le plus tôt possible à l'extirpation des fibromes des ligaments ronds. La technique sera analogue à celle qui a été indiquée pour les kystes des ligaments ronds.

TUBERCULOSE DES VOIES GÉNITALES

Vulve, vagin, col de l'utérus

Tuberculose de la vulve et du vagin :

Lésion rare.

Se présente le plus souvent sous forme *d'ulcéra-tions* à bords déchiquetés, surélevées, sur un fond rougeâtre piqué de granulations grises ou jaunâtres. Ces ulcérations reposent sur des tissus œdématiés et s'accompagnent souvent de tuméfaction des grandes et des petites lèvres.

Sous un autre aspect, la tuberculose de la vulve peut affecter la *forme hypertrophique*.

Il est le plus souvent très difficile de retrouver le bacille de Koch au niveau de ces lésions.

Diagnostic :

Le diagnostic positif est des plus difficiles à poser. Une biopsie suivie d'examen histologique et microbiologique pourra souvent faire préciser le diagnostic. On est souvent obligé de recourir à l'inoculation au cobaye.

Voici comment on procédera :

On rasera sur une petite étendue la peau du ventre de l'animal. A l'aide d'un fer rouge on aseptise le tégument.

Une incision permet d'ouvrir la cavité péritonéale.

A l'intérieur de celle-ci on glisse un fragment des tissus suspects.

On referme l'abdomen soit à l'aide d'un ou deux points de fil, ou plus simplement, si l'orifice créé a été petit en cautérisant celui-ci avec le fer rouge.

Au bout d'un temps plus ou moins long l'animal meurt. A l'autopsie on constate sur le péritoine pariétal et viscéral de l'animal des granulations symptomatiques de tuberculose miliaire.

L'erreur de diagnostic la plus fréquente, surtout si les lésions bacillaires de la vulve sont primitives, consiste à prendre cette affection pour un début de cancer.

Il ne faudra pas négliger d'examiner soigneusement les autres organes de la malade, particulièrement les poumons. Si ceux-ci sont atteints de tuberculose, le diagnostic par assimilation pourra être porté sans grandes chances d'erreur.

Traitement :

La tuberculose de la vulve et du vagin, si ces lésions ne viennent pas simplement compliquer d'autres lésions viscérales plus importantes (tuberculose pulmonaire avancée) impose le sacrifice le plus large possible des parties malades.

Ce traitement peut n'être pas applicable, soit dans le cas où les lésions seraient trop étendues pour qu'il soit possible d'en pratiquer l'exérèse, soit dans le cas où les lésions viscérales concomitantes contre-indiqueraient une opération de quelque importance.

Dans ce cas on se résoudrait au traitement palliatif. Débridements de fistules s'il y en a. Cautérisation des trajets au chlorure de zinc ou au thermo-cautère.

Grattages à la curette.

Lavages antiseptiques, eau oxygénée, teinture d'iode, pansements antiseptiques, tannin, iodoforme, ou mieux diiodoforme qui est sans odeur, mais a l'inconvénient d'être un médicament de prix très élevé.

Tuberculose du col de l'utérus :

La tuberculose du col de l'utérus peut se présenter sous trois formes différentes :

Tuberculose miliaire.

Tuberculose ulcéreuse.

Tuberculose papillomateuse.

Les deux derniers groupes ressemblent tellement à des tumeurs malignes que les méprises sont des plus fréquentes.

Diagnostic :

La grande difficulté réside dans la différenciation entre la tuberculose et le cancer.

Seule une biopsie avec inoculation au cobaye peut donner des résultats probants.

Traitement :

La tuberculose du col justifie l'hystérectomie abdominale totale chaque fois que l'état général du sujet permet de réaliser cette intervention.

Dans les autres cas on prescrira.

Irrigations antiseptiques du vagin à l'aide d'eau oxygénée à 12 volumes étendue de deux fois son volume d'eau bouillie chaude.

Pansements locaux à l'aide de poudres absorbantes et antiseptiques : dermatol, oxyde de zinc, iodoforme, anios.

Toucher les ulcérations avec un caustique tel que chlorure de zinc à 10 p. 100, huile goménolée à 30 p. 100.

Tamponnement consécutif du vagin.

Tuberculose du corps de l'utérus :

La tuberculose de l'utérus, affection relativement assez fréquente présente trois modalités anatomiques :

Forme miliaire aiguë.

Forme interstitielle chronique.

Forme ulcéreuse.

Symptômes :

La forme ulcéreuse est de beaucoup la forme la plus fréquente dans le développement de la tuberculose utérine. Au début, ce sont les signes de métrite banale qui dominent la scène.

Les pertes blanches présentent parfois un aspect plus ou moins caséeux qui fera songer le clinicien à pratiquer un examen minutieux des poumons. Des lésions de ces organes inciteront à porter le diagnostic ferme.

Un autre signe consiste dans l'augmentation de volume de l'utérus beaucoup plus marqué que dans les cas de métrite ordinaire.

Cependant, dans la plupart des cas, la nature tuberculeuse de la lésion ne pourra être affirmée qu'après examen histologique et bactériologique.

Celui-ci sera fait en recueillant les débris ramenés

par un curetage soigneux de la cavité utérine ; ce curetage suivi d'examen histologique évitera la confusion entre la tuberculose utérine et le cancer.

Ce n'est pas que l'examen histologique soit toujours pathognomonique. Celui-ci présente parfois de telles difficultés d'interprétation que l'examen histologique peut encore quelquefois laisser planer des doutes sur la nature exacte de l'affection.

Il est nécessaire de savoir que la tuberculose utérine peut entraver le développement d'une grossesse ; que des accidents de rupture spontanée de l'utérus ont été signalés au cours de la grossesse, et que la tuberculose utérine de la mère peut engendrer une tuberculose de l'enfant.

Traitement :

Comme pour toutes les tuberculoses localisées, le traitement dépend de l'état général du sujet.

Si celui-ci reste satisfaisant, on pratiquera une laparotomie au cours de laquelle l'hystérectomie totale avec ablation bilatérale des annexes sera exécutée.

Il n'est pas rare, à la suite de cette intervention de voir se relever l'état général de la malade. Les poumons, eux-mêmes, peuvent bénéficier de l'ablation du foyer bacillaire.

Dans le cas où la malade serait proche de la cachexie, on se contenterait d'un traitement symptomatique dirigé contre les hémorragies (v. métrorragies) la douleur (v. douleurs pelviennes) les ulcérations. Celles-ci seront traitées par :

Lavages intra-utérins au permanganate à 1 pour 4000, ou à l'eau oxygénée faible 1/4 à 1/8e.

Attouchements de la muqueuse avec des tampons d'ouate imbibés de teinture d'iode, d'huile goménolée à 30 p. 100, de glycérine créosotée selon la formule :

   Créosote pure de hêtre.......... 10 gr.
   Glycérine......................⎫
   Alcool à 90°....................⎭ãã 15 gr.

On instituera en même temps le traitement général des tuberculeux :

Huile de foie de morue,

Sirop iodo-tannique phosphaté,

Viande crue — Suralimentation relative,

Sirop d'hémoglobine,

Préparations de plasma musculaire,

Injections sous-cutanées de cacodylate de soude, etc., etc.

Hématocèle rétro-utérine

L'hématocèle intra-péritonéale doit être distinguée de l'inondation péritonéale, en ce qu'elle se produit lentement, par poussées successives.

Cette idée de lenteur qui s'accole au mot hématocèle, ne doit rien enlever à l'hématocèle de l'idée de gravité qui s'attache à ce mot.

L'hématocèle rétro-utérine succède habituellement à la rupture d'une grossesse extra-utérine, si bien que le mot d'hématocèle est devenu pratiquement synonyme de grossesse extra-utérine rompue.

D'autres causes peuvent, mais avec quelle rareté par rapport à la grossesse tubaire, engendrer la formation de collections sanguines dans le cul-de-sac péritonéal postérieur. Telles sont :

La rupture des veines variqueuses du plexus veineux utéro-ovarien.

Le reflux du sang menstruel par les trompes dans les cas de sténose du col et d'atrésie du col.

La pachypéritonite due à la rupture des vaisseaux dilatés et friables des fausses membranes reliquat d'une péritonite (par analogie à ce qui se passe dans les pachyméningites).

Symptômes :

Signes symptomatiques de grossesse antérieurs au cataclysme.

Troubles de la menstruation : souvent aménorrhée plus ou moins fugace, parfois pertes sanguines.

Deux cas peuvent se produire :

1° **Inondation péritonéale** cataclysmique. Douleur brusque localisée au niveau des annexes. Syncope, Pouls petit, filiforme. Extrémités froides. Mort imminente. Si la malade survit, on constate au palper bimanuel la présence d'une volumineuse tumeur effaçant le cul-de-sac postérieur, remontant plus ou moins haut dans l'abdomen, mollasse, donnant quelquefois la sensation de crépitation sanguine.

2° **Hémorragies à répétition.** Douleur vive localisée au niveau d'une annexe, accompagnée souvent de nausées et même de vomissements. Pâleur des téguments. Augmentation de volume du ventre. Météorisme intestinal.

Les jours suivants, ou bien l'écoulement s'arrête (rare), et la collection sanguine tend à s'enkyster sous la poussée réactionnelle de péritonite plastique qui succède à l'épanchement, ou bien, et ce cas est le plus fréquent, l'hémorragie qui s'était tarie momentanément recommence et la malade s'achemine lentement mais sûrement vers la mort.

On constate alors dans le cul-de-sac postérieur, bientôt dans les culs-de-sacs latéraux la présence d'une tumeur mollasse, fluctuante au début, rénitente par la suite, capable de déterminer par la compression qu'elle exerce sur les organes voisins des signes d'étranglement interne et la rétention absolue des urines.

Ces phénomènes s'accompagnent bientôt de névralgies fort pénibles des membres inférieurs.

Le pouls s'accélère, la fièvre s'allume, en dehors même de tout phénomène infectieux (fièvre de résorption sanguine).

Il ne faut pas escompter la résorption spontanée de la collection sanguine. Celle-ci s'effectue rarement sans suppuration (voisinage du rectum comprimé) avec tout le cortège de dangers qui accompagne cette complication.

Une autre complication réside dans l'évacuation spontanée de la collection par perforation du rectum. La guérison spontanée peut se produire dans ce cas. Il est imprudent de l'escompter et l'infection d'un milieu de culture aussi propice est beaucoup plus à redouter.

Diagnostic :

Le cortège symptomatique de l'hématocèle est suffisamment typique pour éviter toute erreur.

Les signes d'hémorragie interne constatés en même temps que l'apparition d'une tumeur se développant aussi rapidement dans le pelvis ne peut laisser la place au doute.

Tout au plus, pourrait-on hésiter avec un utérus gravide rétrofléchi ; mais un examen soigneux des limites de cet organe évitera toute cause d'erreur.

La torsion d'un kyste de l'ovaire donnant des signes aigus pourra en imposer quelquefois. La notion d'une tumeur préexistante, l'absence de signes antérieurs de grossesse seront le plus souvent suffisants pour orienter le clinicien.

La douleur brusque et intense n'en imposera pas longtemps pour une appendicite.

Traitement :

Le traitement idéal de l'hématocèle est le traitement préventif, la laparotomie pratiquée avant la rupture du kyste fœtal. Le développement de celui-ci est souvent méconnu.

Le traitement de l'inondation péritonéale ne souffre aucune discussion.

La laparotomie doit être pratiquée d'emblée. L'abdomen ouvert, un champ opératoire est rapidement glissé au devant des anses intestinales jusque dans le cul-de-sac de Douglas.

On se débarrasse rapidement des caillots envahisseurs du pelvis et on pince aussitôt que possible le pédicule utéro-ovarien correspondant aux annexes qui saignent.

Ceci fait, on nettoie soigneusement la cavité péritonéale.

On extirpe les annexes rompues, on lie le pédicule et on termine l'opération en laissant un drain dans le cul-de-sac de Douglas.

Par l'intermédiaire de celui-ci, on aspirera, dès le lendemain matin, le sang et les sécrétions qui ont pu reparaître dans le petit bassin. Ce drainage devra rarement être conservé au delà de trois à quatre jours. En tous cas, il sera bon, quarante-huit heures après l'opération, de commencer à réduire la longueur du drain, de crainte de voir survenir une ulcération au niveau de la partie correspondante du rectum.

L'indication de la laparotomie est plus discutée en ce qui concerne l'hématocèle à répétition. Certains préfèrent garder une expectative armée, escomptant un arrêt et une résorption spontanés de l'hémorragie.

Nous avons exposé plus haut les complications capables de survenir en ce cas (infection, ouverture spontanée dans les organes voisins, fistules persistantes), cette expectative comporte de plus, dans la pratique, des difficultés souvent insurmontables et une hémorragie secondaire peut survenir d'un moment à l'autre qui mettra brusquement le praticien dans la posture la plus fâcheuse.

Certains ont préconisé la colpotomie du cul-de-sac postérieur du vagin. Cette pratique est détestable, car si elle permet bien d'évacuer la collection sanguine, elle ne permet pas de réaliser aucune hémostase sérieuse par la voie vaginale. Les hémorragies secondaires ont les plus grandes chances de survenir et les cas ne sont pas rares où la laparotomie a dû être pratiquée d'extrême urgence, sitôt après l'évacuation d'une collection pelvienne par le vagin pour arriver à juguler une hémorragie grave survenant aussitôt après l'évacuation des caillots.

La laparotomie devra donc également être pratiquée sitôt posé le diagnostic d'hématocèle.

La technique de cette intervention sera la même que celle qui concerne l'inondation péritonéale, avec cette différence toutefois, que le plus souvent on sera moins gêné par l'abondance du sang épanché et qu'il sera plus aisé d'aller saisir immédiatement les annexes en cause.

Grossesse extra-utérine

La grossesse extra-utérine ou grossesse ectopique peut se développer dans trois régions différentes :

1° Dans la trompe.

2° Dans ou mieux au voisinage de l'ovaire.

3° Dans la cavité abdominale.

Ces trois localisations sont indiquées dans l'ordre de fréquence.

Certains auteurs dénient à la grossesse abdominale la possibilité de se produire primitivement. Pour eux le développement d'un œuf dans la séreuse serait consécutif à un avortement tubaire.

Quoi qu'il en soit, la fréquence du développement ectopique de l'œuf dans la trompe est tellement plus grande que la fréquence du développement ovarien ou abdominal que la dénomination de grossesse tubaire est devenue synonyme de grossesse ectopique. C'est donc la grossesse tubaire que nous aurons surtout en vue dans ce chapitre.

L'œuf peut se développer :

Dans la portion intra-utérine de la trompe (grossesse interstitielle).

Dans la portion libre de la trompe.

La grossesse tubaire se développe le plus souvent

dans la portion libre de la trompe, vers la région moyenne ou isthmique de cette trompe.

Symptômes :

La grossesse ectopique peut, du moins dans les premières semaines de son développement, évoluer avec les mêmes symptômes sympathiques que la grossesse normale.

Des accidents viendront se joindre dès les premiers mois à cette évolution.

La *menstruation* disparait. Tantôt on constate une aménorrhée symptomatique, tantôt au contraire les malades voient s'écouler de façon plus ou moins continue, mais sans aucune espèce de *régularité* un sang noirâtre, chocolat, ou marc de café.

La *douleur* est presque constante, pouvant simuler des crises douloureuses de salpingite aiguë auxquelles ne manquerait que l'élévation de température.

Le *toucher* fait constater la présence d'une tumeur rénitente, généralement mobile, séparée de l'utérus, située soit dans les culs-de-sacs latéraux, soit dans le cul-de-sac postérieur. La pression de cette tumeur est douloureuse. Un bon signe différentiel d'avec la salpingite est que l'on ne trouve aucune différence de température appréciable au niveau du cul-de-sac vaginal envahi et ses congénères (le cul-de-sac vaginal correspondant à une salpingite présente une augmentation de température).

On observe quelquefois des signes de *compression* de la vessie ou du rectum.

La *rupture* peut se produire dès le premier mois ; le plus fréquemment elle survient du 2e au 3e mois. La rupture s'annonce par :

Une douleur vive, syncopale, siégeant au niveau des régions annexielles.

Un écoulement de sang chocolat apparaissant à la vulve.

Le plus souvent l'expulsion d'une caduque qui a fréquemment fait croire à l'avortement d'une grossesse utérine.

Des signes plus ou moins graves **d'hémorragie interne**, pâleur de la face, pouls petit, refroidissement des extrémités, ballonnement péritonéal.

A la suite surviennent soit une *inondation péritonéale*, soit une *hématocèle rétro-utérine unique* ou à *répétitions* (voir ces mots).

Exceptionnellement, l'œuf évacué dans la cavité péritonéale peut s'y greffer et évoluer jusqu'à terme. A ce moment, ou bien l'enfant meurt dans l'œuf en même temps que se prononce un faux travail expulsif au niveau de l'utérus, ou bien le chirurgien a le temps de pratiquer une laparotomie au cours de laquelle l'enfant peut être extrait vivant.

L'ablation des membranes de l'œuf et du placenta est toujours extrêmement laborieuse du fait des adhérences que l'œuf a contracté avec les anses intestinales.

Diagnostic :

Doit être étudié suivant l'âge de la grossesse.

Avant le 5ᵉ mois. — Avant l'apparition de signes de certitude de l'existence de l'enfant.

L'erreur la plus fréquente réside dans le fait de prendre la grossesse ectopique pour une salpingite kystique, hydro, hémato ou pyo-salpinx. Les signes objectifs sont sensiblement les mêmes, seuls la notion de signes sympathiques de grossesse peuvent permettre de les différencier l'un de l'autre.

Si le kyste fœtal est enclavé dans le cul-de-sac de Douglas, il peut être confondu avec le fond du corps d'un utérus rétrofléchi, particulièrement d'un utérus gravide rétrofléchi.

La grossesse interstitielle en a souvent imposé pour un fibrome développé au niveau d'une corne utérine.

Le diagnostic de la rupture s'impose en présence des signes d'hémorragie interne.

Le diagnostic de mort du fœtus dans un œuf ectopique peut être fait quand après avoir persisté quelque temps, les signes sympathiques de grossesse disparaissent petit à petit.

Après le 5ᵉ mois. — Le diagnostic a rarement l'occasion de se poser à cette époque.

Cependant la constatation d'un utérus dévié de sa position normale et peu augmenté de volume, distinct de la masse fœtale, les douleurs persistantes dans le flanc, les pertes de sang, permettent de distinguer la grossesse ectopique d'une grossesse normale.

Le diagnostic de faux travail s'impose à un observateur attentif.

La mort du fœtus est reconnue à la montée du lait dans les seins, à la cessation des bruits du cœur, au ramollissement de la tumeur.

Traitement :

La grossesse ectopique constitue un danger permanent d'hémorragie morte'le. Les rares cas où la guérison a pu se produire sans incidents regrettables n'autorisant pas à ne pas considérer la grossesse ectopique *comme une tumeur maligne* qui doit être extirpée au plus tôt.

Seule la grossesse ayant dépassé le 5ᵉ mois de gestation pourra être respectée sous surveillance en attendant la viabilité du fœtus.

On procédera à une laparotomie. Souvent l'extirpation de la grossesse ne présentera pas plus de difficultés que l'ablation d'une trompe kystique. Mais dans le cas où la tumeur aurait évolué entre les deux feuillets du ligament large, il sera nécessaire d'inciser la séreuse et de décortiquer rapidement l'œuf pour éviter les hémorragies.

Après le cinquième mois, on est en droit d'escompter la possibilité d'obtenir un enfant viable. On obligera la mère à rester rigoureusement étendue.

On surveillera les évacuations.

On pratiquera la laparotomie entre huit mois et huit mois et demi.

Sitôt le ventre ouvert, on place des sutures provisoires fixant le sac aux lèvres de la plaie. On évitera d'inciser au niveau de l'insertion placentaire.

L'enfant est extrait rapidement. Le cordon lié et sectionné. Le traitement idéal est l'ablation du sac. Mais il est des cas où soit par suite d'adhérences intimes, soit du fait de l'état général précaire de la mère, on procédera à la conservation partielle ou totale avec marsupialisation du sac. Drainage et bourrage à la gaze de la cavité du sac.

Si après le 5e mois l'auscultation démontre la mort récente du fœtus, il sera avantageux de débarrasser au plus tôt la cavité péritonéale.

On pourra le plus souvent enlever à la fois le fœtus et l'œuf.

Dans le cas d'impossibilité, on se résoudra à la marsupialisation.

Si, après le 5e mois, l'enfant est mort depuis déjà quelque temps, la laparotomie devra être également pratiquée le plus tôt possible.

Les règles générales du cas précédent lui restent applicables.

Il peut enfin se produire que l'œuf s'infecte après la mort du fœtus. Si l'abcès est franc, on se contentera de l'inciser et de le désinfecter.

Dans le cas où se produit une fistulisation spontanée, on a souvent avantage à pratiquer une laparotomie qui permet d'enlever les résidus du sac et de fermer l'orifice fistuleux.

TROISIÈME PARTIE

I. — ANTISEPTIQUES

1° Pour injections vaginales :

> **Acide salicylique**...................... 2 gr.
> Pour un litre d'eau bouillie.

> **Coaltar saponiné.**
> Une cuillerée à soupe pour un litre d'eau bouillie.

> **Eau oxygénée.**
> Jusqu'à moitié, avec eau bouillie.

> **Liqueur de Labarraque.**
> Une cuillerée à soupe pour un litre d'eau bouillie.

> **Formol. Sol. à 10 p. 100.**
> Une cuillerée à soupe pour un litre d'eau bouillie.

> **Décoction de feuilles de noyer.**
> 10 gr. de feuilles pour un litre d'eau bouillante.

> **Perborate de soude**................... 20 gr.
> Pour un litre d'eau bouillie.

Permanganate de potasse. 0 gr. 25 à 1 gr.
Pour un litre d'eau bouillie.

Résorcine............................ 10 gr.
Pour un litre d'eau bouillie.

Naphtol B............................ 8 gr.
Alcool à 90°....... .... 120 gr.
Une cuillerée à café pour un litre d'eau bouillie.

Naphtol B............................ 0 gr. 25
Borate de soude...................... 20 gr.
F. S. A. un paquet N° 30.
Un paquet pour un litre d'eau bouillie.

Sulfate de cuivre .... 3 gr.
F. A. S. un paquet N° 30.
Un paquet pour un litre d'eau bouillie.

Sublimé corrosif..................... 1 gr.
Acide tartrique...................... 2 gr.
Bleu de méthylène................... q. s.
F. A. S. un paquet N° 30.
Un paquet pour un litre d'eau bouillie.

Oxycyanure de mercure............. 1 gr.
Rouge de Bordeaux................... q. s.
F. S. A. un paquet N° 30.
Un paquet pour un litre d'eau bouillie.

Nitrate d'argent..................... 1 gr.
Eau *distillée*...................... 1000 gr.
F. S. A. une solution à faire chauffer un bain-marie.

Protargol............................ 2 gr.
Eau distillée........................ 1000 gr.
Faire chauffer au bain-marie.

Collargol........................... 1 gr.
Pour un litre d'eau bouillie.

Les taches de nitrate d'argent pourront être enlevées à l'aide d'un tampon d'ouate imbibé de la solution suivante :

Bichlorure de mercure........... } àà 10 gr.
Chlorure ammonique........... }
Eau distillée......................... 80 gr.

Les taches de permanganate pourront être enlevées à l'aide d'un tampon d'ouate imbibé de :

Bisulfite de soude

ou encore de :

Eau de Javel pure.

Rincer très abondamment à l'eau claire si l'on a touché des linges avec ces solutions.

Les taches de Collargol disparaissent par un savonnage abondant pratiqué aussitôt que possible.

Chlorure de zinc.................... 10 gr.
Pour un litre d'eau bouillie.

2° Pour pansements vaginaux :

Dermatol............................. 20 gr.
Glycérine neutre..................... 200 gr.

Dermatol............................. } àà 10 gr.
Iodoforme............................ }
Vaseline.............................. 40 gr.

F. S. A. une pommade dont on enduira des tampons.

Dans cette formule, l'iodoforme peut avantageusement être remplacé par le diiodoforme qui est sans odeur, mais dont le prix d'achat est fort élevé.

Benjoin......................)
Cubébe...................... } ââ 10 gr.
Camphre....................)
Vaseline .... 50 gr.

F. S. A. une pommade dont on enduira des tampons.

Ichtyol........................ 10 gr.
Glycérine neutre................ 300 gr.

Salol..........................)
Acide borique.................. } ââ 10 gr.
Glycérine...................... 300 cmc.

Thigénol .... 100 cmc.
Glycérine .... 200 cmc.

F. S. A. des glycérés dont on imprégnera des tampons vaginaux.

3° **Poudres antiseptiques et dessiccatives :**

Anios

Aristol

Dermatol

Ektogan

Europhène

Iodoforme

Diiodoforme

Orthoforme

Poudre de Benjoin

Salol

Seules ou associées au tanin, au sous-nitrate de bismuth. Exemple :

Dermatol............................... 10 gr.
Tanin................................. 20 gr.
Sous-nitrate de bismuth............. 15 gr.

F. S. A. une poudre composée.

II. — ANTISPASMODIQUES-NERVINS

Bromure de potassium............   4 gr.
Bromure de sodium...............   1 gr.
Bromure d'ammonium...........   1 gr.
Benzoate de soude................   1 gr.
Sirop d'écorces d'oranges amères..   40 gr.
Eau distillée.....................   60 gr.

1 à 6 cuillerées à soupe par jour.

Bromure de potassium...........⎱ āā 10 gr.
Bromure de strontium...........⎰
Sirop d'écorces d'oranges amères..   250 gr.
Sirop de fleurs d'oranger..........   50 gr.

1 à 4 cuillerées à soupe par jour.

Bromure de méthylatropine.. *quatre milligrammes*
Antipyrine.........................   2 gr.
Sirop simple.......................   30 gr.
Eau distillée......................   100 gr.

2 cuillerées à café matin et soir.

Bromure de potassium............   5 gr.
Teinture éthérée de valériane.....   4 gr.
Sirop de menthe ....   30 gr.
Eau de tilleul.....................   100 gr.

Par cuillerées à soupe d'heure en heure.

Valérianate de zinc................   0 gr. 15
Extrait de stramonium.............   0 gr. 05

Pour une pilule nº 20. Une à trois pilules par jour.

Poudre de valériane................   0 gr. 50
Poudre de castoréum.... ....   0 gr. 10

Pour un cachet n° 12. 3 cachets par jour.

Pilules de Méglin.

Oxyde de zinc ....)
Extrait de valériane;.............} ââ 0 gr. 05
Extrait de jusquiame.............)

Pour une pilule n° 20. 2 à 5 pilules par jour.

Bromure de sodium...............   6 gr.
Teinture éthérée de valériane.....   4 gr.
Sirop de menthe..................   30 gr.
Eau distillée ....   100 cmc.

F. S. A. 2 à 4 cuillerées à soupe par jour.

Racine de valériane...............} ââ 10 gr.
Feuilles de menthe ....)

Faire infuser dans eau bouillante 1 litre.

Sucrer chaque tasse de tisane suivant le goût avec
du sirop de fleurs d'oranger.

Valérianate d'ammoniaque.......) ââ 0 gr. 05
Extrait de valériane.............)

Pour une pilule n° 20. Deux à six pilules par jour.

Valérianate d'ammoniaque........   0 gr. 25
Anisette.........................   15 gr.
Sirop de sucre...................   20 gr.
Eau de laitue....................   90 gr.

Par cuillerées à soupe d'heure en heure.

Valérianate de zinc..............   0 gr. 05
Valérianate de quinine...........   0 gr. 10
Extrait de belladone ....   0 gr. 01
Extrait thébaïque................   0 gr. 01

Pour une pilule n° 20. 2 à 3 pilules par jour.

Valérianate d'ammoniaque formule
Pierlot............................... 125 cmc.

Une cuillerée à entremets à une cuillerée à soupe dans une infusion de feuilles d'oranger, le soir en se couchant.

Bromure de camphre.............. 0 gr. 10
Extrait de chanvre indien........} ââ 0 gr. 02
Extrait de jusquiame ....}

Pour une pilule n° 20. 2 à 5 pilules par jour.

Teinture de chanvre indien........ XX gouttes
Eau de menthe....................} ââ 60 gr.
Sirop simple.....................}

Par cuillerées à soupe d'heure en heure.

Extrait de chanvre indien........} ââ 0 gr. 05
Poudre de jusquiame ....}

Pour une pilule n° 20. 2 à 5 pilules par jour.

Extrait de chanvre indien......... 0 gr. 10
Bromure de potassium........... 3 gr.
Sirop d'écorces d'oranges amères.. 40 gr.
Eau distillée...................... 80 gr.

Par cuillerées à soupe d'heure en heure.

III. — CAUSTIQUES

Acide picrique .... 1 gr.
Eau distillée .... 200 gr.

Injecter 10 cmc. dans le vagin (blennorrhagie aiguë).

Azotate d'argent .... 1 gr.
Eau distillée .... 20 à 40 gr.

En badigeonnages ou en instillations.

Chlorure de zinc .... 4 gr.
Eau distillée .... 100 gr.

En badigeonnages ou en instillations.

Résorcine .... 40 gr.
Eau distillée .... 50 gr.

En badigeonnages tous les 2 jours.

Protargol .... 1 gr.
Eau distillée .... 100 gr.

En badigeonnages.

Créosote pure de hêtre ....)
Alcool à 90° .... } ââ 30 gr.
Glycérine ....)

En badigeonnages.

Teinture d'iode fraîche ancien Codex.
En badigeonnages.

IV. — DOULEURS PELVIENNES

1° Origine nerveuse, congestive.

Lavements à l'aide de :

Laudanum de Sydenham N. C.......	XXV gouttes.
Eau bouillie tiède...................	100 gr.

à garder.

Ou bien :

Racine de valériane.................	20 gr.
Eau bouillante......................	300 cmc.

Filtrer et ajouter.

Teinture de musc.........	VIII gouttes.
Jaune d'œuf.........................	N° 1.

Ou :

Antipyrine..........................	2 gr.
Eau distillée de laurier-cerise.......	0 gr. 50
Eau bouillie tiède...................	50 gr.

Ou :

Teinture d'opium....................	X gouttes.
Camphre pulvérisé..................	0 gr. 20
Jaune d'œuf........	N° 1.
Eau bouillie........................	200 cmc.

Ou :

Chloral.............................	3 gr.
Antypirine.........................	1 gr.
Laudanum de Sydenham...........	XV gouttes.
Eau bouillie tiède..................	100 cmc.

Suppositoires :

Chlorhydrate de morphine..........	0 gr. 01
Extrait de belladone...................	0 gr. 02
Beurre de cacao......................	4 gr.

F. S. A. un suppositoire N° 6. Un à deux suppositoires par jour.

Ou bien :

Extrait de cannabis indica	âà	0 gr. 01
Extrait de belladone		
Beurre de cacao......................		4 gr.

F. S. A. un suppositoire N° 6. Un suppositoire par jour à partir du 5ᵉ avant les règles.

Potion :

Teinture de cannabis indica.........	1 gr. 50
Eau distillée de laurier-cerise.......	5 gr.
Eau distillée de tilleul..............	100 gr.
Sirop d'opium	âà 20 gr.
Sirop d'éther......................	

F. S. A
Une cuillerée à soupe toutes les heures.

2° Origine neuro-arthritique.

1° *Bains* alcalins de 15 minutes de durée à 37° deux fois par semaine.

Pilules :

Extrait de belladone	0 gr. 01
Sulfate de quinine...................	0 gr. 15
Extrait d'opium	0 gr. 03
Excipient.........................	q. s.

F. S. A. une pilule N° 10. A prendre une chaque jour

avant le dîner, dix jours avant l'époque présumée des règles.

Ou bien :

Valérianate d'ammoniaque.......
Extrait de Valériane .... } ãã 0 gr. 05

F. S. A. une pilule N° 20. 3 à 6 pilules par jour.

Potions :

K Br...............................
Hydrate de Chloral................ } ãã 5 gr.
Teinture de cannabis indica ....   10 gouttes.
Sirop de menthe....................   100 cmc.

Une cuillerée à soupe dans une infusion de camomille le soir avant de se coucher.

Ou bien :

Na Br..............................   6 gr.
Teinture éthérée de valériane.......   4 gr.
Sirop de menthe ....   30 gr.
Eau de tilleul.....................   100 gr.

F. S. A. Quatre cuillerées à soupe par jour.

3° **Si complication de migraines.**

Cachets :

Valérianate de caféine..............   0 gr. 25
Pour un cachet. Un à quatre cachets par jour.

Pilules :

Valérianate de caféine...............   0 gr. 10
Extrait de valériane................   0 gr. 05
Pour une pilule N° 20. Deux à huit pilules par jour.

4° Origine ovarienne.

Ovarine sèche *fraîchement préparée*. 0 gr. 30 à 0 gr. 40
Pour un cachet N° 30.
Un cachet chaque matin pendant quinze jours.
Cesser puis reprendre.

Douches tièdes en jet, très courtes, sur la région lombaire.

Pointes de feu, mouches de Milan sur les régions ovariennes.

Teinture d'iode.,.................... 15 gr.
Chlorhydrate de morphine.......... 0 gr. 25

En applications légères sur les régions ovariennes.
Rechercher et traiter les lésions ovariennes.

5° Origine utérine.

Chercher la cause et la traiter.
Métrite — Atrésie du col — Déviations latérales, antérieures ou postérieures de l'utérus — Flexions latérales, antérieures ou postérieures — Fibromes — Polypes. (Voir ces mots).

V. HÉMOSTATIQUES-MÉTRORRAGIES

1º *Boissons glacées* : lait, champagne, citronnade.

2º *Préparations hémostatiques.*

Eau de Rabel...................... 3 à 5 gr.
Dans un verre de limonade.

Extrait fluide d'hydrastis canadensis................................. 30 gr.
XX gouttes trois fois par jour dans un peu d'eau
sucrée.

Teinture d'hydrastis canadensis... 4 gr.
Elixir de Garus................... 25 gr.
Sirop simple...................... 20 gr.
Eau distillée..................... 125 gr.
A prendre en 4 fois dans les 24 heures.

Teinture de cannabis indica ...... 2 gr.
Teinture de cannelle.............. 5 gr.
Eau de tilleul .... 100 gr.
Eau de fleurs d'oranger........... 25 gr.
Julep gommeux..................... 120 cmc.
Une cuillerée à soupe toutes les heures.

Chlorhydrate d'hydrastine .... 0 gr. 05
Stypticine........................ 0 gr. 35
Sirop de cerises.................. 10 gr.
Alcoolat d'oranges... .... 10 gr.
Julep simple ....Q. s. 30 cmc.
Une cuillerée à café toutes les 2 heures.

Extrait fluide de piscidia erythrina.   4 gr.
Alcoolature d'orange..............   XX gouttes
Sirop simple......................   30 gr.
Eau distillée.......... ....   100 gr.
A prendre en quatre fois dans la journée.

Ergotine...... ....⟩ ãã 0 gr. 05
Poudre de feuilles de digitale.....⟩
F. S. A. une pilule n° 12.
Quatre pilules par jour.

Ergotine..........................   0 gr. 15
Tartrate ferrico-potassique........   0 gr. 05
Poudre de cannelle...............   Q. s.
Pour une pilule n° 40.
Cinq à dix pilules par jour.

Extrait sec de d'hamamelis.......⟩ ãã 0 gr. 05
Ergotine.........................⟩
F. S. A. une pilule n° 20. Une à trois pilules par jour.

Ergotine..........................   3 gr.
Teinture de cannelle..............   10 gr.
Sirop écorces oranges amères.....   40 gr.
Vin de Banyuls ....   100 gr.
F. S. A. par cuillerées à soupe d'heure en heure.

Ergotine..........................   2 gr.
Sirop de digitale.................   30 gr.
Eau de fleurs d'oranger..........   10 gr.
Eau de tilleul....................   90 gr.
F. S. A. par cuillerées à soupe d'heure en heure.

Hydrastinine......................   1 gr.
Eau distillée.....................   10 gr.
F. S. A. une solution stérilisée dont on injectera un
demi à un centimètre cube.

Adrénaline au millième.
Injecter un demi à un centimètre cube.

Stypticine...................... 1 gr.
Eau distillée,................... 10 gr.
Injecter un à deux centimètres cubes.

Ergotine .... 1 gr.
Eau distillée................... 10 gr.
Injecter un à deux centimètres cubes.

3° *Lavement* avec une cuillerée à café de la solution suivante diluée dans 80 grammes d'eau bouillie tiède.

Ergotine........................ 10 gr.
Acide salicylique............... 0 gr. 20
Glycérine....................... 20 gr.
Eau distillée .... 70 gr.

4° *Toucher la muqueuse utérine* avec un tampon d'ouate imbibé de la solution suivante qu'on laissera en contact pendant une à deux minutes.

Adrénaline au millième, 1 flacon.

VI. — INJECTIONS HYPODERMIQUES

Serum artificiel (Hayem)

    Chlorure de sodium pur............... 5 gr.
    Sulfate de soude..................... 10 gr.
    Eau distillée .... 1000 gr.

F. S. A. une solution stérilisée, que l'on injectera après l'avoir amenée au bain-marie à une température de 37°-38°.

Sérum de Chéron.

    Phosphate de soude pur............... 4 gr.
    Sulfate de soude pur................. 8 gr.
    Chlorure de sodium pur............... 2 gr.
    Acide phénique pur................... 1 gr.
    Eau stérilisée Q. s. p............... 100 cc.

Injecter 5 à 6 cmc. tous les jours ou tous les deux jours.

Sérum de Trunececk.

    Sulfate de soude..................... 0 gr. 50
    Chlorure de sodium................... 4 gr. 92
    Phosphate de soude................... 0 gr. 15
    Carbonate de soude................... 0 gr. 21
    Sulfate de potasse................... 0 gr. 40
    Eau stérilisée............... Q. s. p. 100 cc.

Injecter 2 cmc. tous les deux jours en augmentant progressivement jusqu'à 7 cmc.

Sérum de Luton.

Phosphate de soude pur.............,..... 5 gr.
Sulfate de soude pur.................,...., 10 gr.
Eau distillée ....,.......... Q. s. p. 100 cc.

1 à 5 cmc. tous les huit jours.

Sérum de Huchard

Phosphate de soude.................. 10 gr.
Chlorure de sodium................ .. 5 gr.
Sulfate de soude...................... 2 gr. 50
Eau distillée,.................. .... Q. s. p. 100 cc.

Injecter 2 cmc. tous les deux jours.

Sérum d'urgence.

Chlorure de sodium,.................... 7 gr. 50

environ une cuillerée à café à ras de bord.

Eau bouillie pendant 20 minutes....,.. 1000 cc.

Injecter jusqu'à 2 litres si besoin à 38°-40°.

Injections médicamenteuses

Antipyrine

Antipyrine............................. 5 gr.
Chlorhydrate de cocaïne............... 0 gr. 15
Eau stérilisée,....................... 10 cmc.

F. S. A. une solution stérilisée. 1 cmc. correspond à 0 gr. 50 d'antipyrine

Pousser l'injection dans le tissu musculaire.

Apomorphine

Chlorhydrate d'apomorphine.,......... 0 gr. 01
Eau stérilisée...................... 1 cmc.

F. S. A. une solution stérilisée.

Injecter 1 cmc. Les vomissements apparaissent au bout de 5 à 6 minutes.

Caféine

Formule d'Huchard.

Caféine.............................. 4 gr.
Salicylate de soude.................. 3 gr. 10
Eau stérilisée................. Q. s. p. 10 cmc.

1 cmc. contient 0 gr. 40 de caféine. 1 à 2 cmc. par 24 heures.

Formule de Tanret.

Caféine.............................. 2 gr. 50
Benzoate de soude.................... 3 gr.
Eau stérilisée................. Q. s. p. 10 cmc.

1 cmc. contient 0 gr. 25 de caféine. 1 à 3 cmc. par 24 heures.

Camphre

Camphre.............................. 1 gr.
Huile d'olives stérilisée............ 10 gr.

1 à 4 cmc. par 24 heures.

Cocaïne

Anesthésie locale — Tissus non enflammés.

    Chlorhydrate de cocaïne............,........,   0 gr. 05
    Eau distillée...... ,................,......,   20 cmc.

Donne une solution à 1 p. 200. Injecter jusqu'à dix centimètres cubes.

Tissus enflammés.

    Chlorhydrate de cocaïne,..............   0 gr. 05
    Adrénaline........................   XX gouttes.
    Eau distillée...,....................   20 cmc.

Injecter jusqu'à dix centimètres cubes.

Digitaline

    Digitaline cristallisée............   *Un milligramme*
    Eau distillée................... ,.....   9 gr.
    Glycérine à 30°......................   2 gr.

F. S. A. une solution stérilisée. Injecter 2 cmc au maximum par 24 heures.

Ergotine

    Ergotine...........................   2 gr.
    Glycérine.........................   5 gr.
    Eau distillée...................... .   5 gr.

F. S. A. une solution stérilisée. 1 cmc. vaut 0 gr. 20 d'ergotine.

Dose maxima 5 cmc. par 24 heures.

Ergoline d'Yvon.

Un demi à un cmc. par dose, une à trois par 24 heures.

Fer

Citrate de fer...................... 3 gr.
Eau stérilisée..................... 10 gr.

1 cmc par jour dans l'anémie.

Morphine

Chlorhydrate de morphine........... 0 gr. 20
Sulfate d'atropine................. 0 gr. 005
Eau stérilisée .... 10 cmc.

1 cmc. vaut deux centigrammes de morphine. Dose maxima six centigrammes.

Chlorhydrate de morphine........... 0 gr. 10
Eau distillée de laurier-cerise........ } āā 5 cmc.
Eau distillée.......................

F. S. A. une solution stérilisée. 1 cmc. vaut un centigramme de morphine.

Héroïne

Chlorhydrate d'Héroïne .... 0 gr. 10
Eau distillée...................... 10 cmc.

F. S. A. une solution stérilisée. 1 cmc. vaut un centigramme. Même posologie que pour la morphine.

Glycérophosphates

Glycérophosphate de chaux............ 1 gr.
Eau distillée............................. 10 cmc.

F. S. A. une solution stérile. Un centimètre cube vaut dix centigrammes de glycérophosphate. Un centimètre cube tous les jours ou tous les deux jours.

Arsenic

Liqueur de Fowler.

Liqueur de Fowler................... 10 gr.
Eau distillée........................ 5 gr.
Glycérine........................... 5 gr.

1 cmc. contient cinq milligrammes d'acide arsénieux.

Cacodylate de soude.

Cacodylate de soude................. 0 gr. 50
Eau distillée....................... 10 gr.

F. S. A. une solution stérile. 1 cmc. par jour pendant huit jours, cesser une semaine et reprendre.

Arrhénal.

Arrhénal............................ 0 gr. 50
Eau distillée....................... 10 cmc.

F. S. A. une solution stérile. 1 cmc. par jour pendant dix jours, cesser une semaine et reprendre si besoin.

Mercure

Benzoate de mercure.

Benzoate de mercure (deuto)........	0 gr. 30
Chlorure de sodium..............	0 gr. 10
Eau stérilisée................	40 gr.

1 cc. par jour.

Bi-iodure de mercure.

Bi-iodure de mercure......	0 gr. 04
Solution iodurée................	1 cmc.

en injections intra-musculaires. 1 cmc. tous les quatre jours.

Calomel.

Calomel......................	1 gr. 50
Huile de vaseline stérilisée.........	16 gr.

Un centimètre cube tous les dix ou quinze jours.

Hermophényl.

Hermophényl..	0 gr. 25
Eau distillée.............	50 cmc.

2 cmc. par jour.

Huile grise.

Mercure......................	10 gr.
Lanoline anhydre..............	5 gr.
Huile de vaseline..............	10 gr.

III à VI gouttes tous les huit jours intramusculaires.

Bichlorure de mercure.

Bichlorure de mercure................	0 gr. 20
Chlorure de sodium...................	0 gr. 10
Eau distillée........................	20 gr.

2 cmc. tous les deux jours intramusculaires.

Bichlorure de mercure...............	0 gr. 30
Chlorhydrate de cocaïne.............	0 gr. 10
Chlorure de sodium..................	1 gr.
Eau distillée.......................	30 gr.

1 cmc. par jour.

Bibromure de mercure.

Bromure mercurique..................	1 gr. 80
Bromure de sodium cristall. à 2H²0..	1 gr. 40
Eau distillée............. Q. s. pour	100 cmc.

1 cmc. contient 0 gr. 01 de Hg mercurique.

Quinine

Bichlorhydrate de quinine ......·....	5 gr.
Eau distillée............. Q. s. pour	10 cmc.

1 cmc. contient 0 gr. 50 de bichlorhydrate.

Monochlorhydrate de quinine.......	3 gr.
Analgésine.........................	2 gr.
Eau distillée............ Q. s. pour	10 cmc.

1 cmc. contient 0 gr. 30 de sel de quinine et 0 gr. 20 d'analgésine.

Spartéine

Su!fate de spartéine................   0 gr. 50
Eau distillée ....   10 gr.

1 cmc. contient 0 gr. 05 de spartéine.

Strychnine

Sulfate de strychnine.................   0 gr. 10
Eau distillée de laurier-cerise.......   10 gr.
Eau distillée ....   10 gr.

1 cmc. contient 0 gr. 005 de strychnine, 1/2 à 1 cmc.
par 24 heures.

Térébenthine

Essence de térébenthine pure........   5 gr.
Huile de vaseline stérilisée..........   20 gr.

1 cmc. contient 0 gr. 20 d'essence de térébenthine.
Tuberculose.

Essence de térébenthine pure.

1 à 4 cmc. en injection hypodermique pour provoquer un abcès de fixation, employée dans la pneumo-
nie et la fièvre puerpérale.

VII. — LAXATIFS

Eaux minérales :

Eau d'Hunyadi-Janos, Sedlitz, Pullna, Birmenstorff, Montmirail, de Glauber. Un verre à Bordeaux le matin à jeun.

Poudres.

Formuler :

Poudre de séné	20 gr.
— réglisse	60 gr.
Fleur de soufre......................	10 gr.
Poudre d'anis	10 gr.
Poudre de racines de belladone......	0 gr. 20

Battre une cuillerée à café de cette poudre dans un peu d'eau le soir en se couchant.

Liquides.

Formuler :

Extrait fluide de bourdaine..........	20 gr.
Sirop d'écorces d'oranges amères....	100 gr.

Une cuillerée à café pur ou dilué dans un peu d'eau le soir en se couchant.

Pastilles-Granulés.

Formuler :

> **Phénol-phtaléine**........ 0 gr. 15 à   0 gr. 20
> **Excipient sucré**.......................... Q. s.
> **Pour une pastille N° 10.**

Croquer une pastille le soir en se couchant.

Ou encore :

> **Purgo-phtall de Laribe**.............. 1 étui.

Croquer 1/2 à 1 cuillerée à café le soir en se couchant.

Préparations à l'agar-agar.

> **Jubol.**

2 à 4 comprimés le soir en se couchant.

VIII. — TONIQUES

Chez les lymphatiques prescrire :

    Huile de foie de morue ambrée...   1 litre.
2 à 3 cuillerées à soupe avant les repas.

    Sirop iodotannique phosphaté.....   1 litre.
2 à 3 cuillerées à soupe avant les repas.

Sirop de lactophosphate de chaux. Formuler :

    Phosphate bicalcique..............   12 gr. 50
    Acide lactique....................   Q. s
    Eau distillée.....................   340 gr.
    Alcoolature de citron ....   10 gr.
    Sucre blanc.......................   630 gr.

Deux cuillerées à soupe de ce sirop avant chacun des deux principaux repas.

Cachets. Formuler :

    Glycérophosphate de chaux.......   0 gr. 25

Pour un cachet n° X. Un cachet avant chacun des deux principaux repas.

    Phosphate de soude...............   0 gr. 25
    Protoxalate de fer...............   0 gr. 15

Pour un cachet n° X. Un cachet avant chacun des deux principaux repas.

Chez les arthritiques, prescrire l'arsenic sous forme de :

    Granules de Dioscoride...........   N° X.

Cinq à dix par jour.

Liqueur de Fowler................   30 gr.

Deux gouttes dans un peu d'eau le premier jour. Augmenter d'une goutte chaque jour jusqu'à vingt gouttes. Redescendre d'une goutte chaque jour. Repos quinze jours.

Méthylarsinate disodique (Arrhénal)   1 gr. 50
Eau distillée........................   30 gr.

Dix gouttes dans un peu d'eau avant chacun des deux principaux repas pendant une semaine. Cesser une semaine et reprendre.

Liqueur de Fowler...............   5 gr.
Tartrate ferrico-potassique........   10 gr.
Rhum...............................⎰
Sirop d'écorces d'oranges amères.⎱ āā 50 gr.
Eau distillée......................   200 gr.

F. S. A. Une cuillerée à soupe avant chaque repas.

Cacodylate de soude...............   0 gr. 50
Eau distillée ....   1 cmc.

F. S. A. une ampoule stérilisée n° X. En injections hypodermiques quotidiennes pendant une semaine. Cesser une semaine et reprendre.

Chez les anémiées. Prescrire :

Arséniate de fer...................   0 gr. 001
Poudre de feuille de ciguë.........   0 gr. 02
Extrait de quinquina...............   0 gr. 03

F. S. A. une pilule N° 10. Deux à cinq pilules par jour.

Pyrophosphate de fer et de soude...   6 gr.
Arséniate de soude.................   0 gr. 06
Alcoolature de citron..............   25 gr.
Eau distillée ....   25 gr.
Sirop simple ....   1200 gr.

F. S. A. un sirop. Deux à cinq cuillerées à soupe par jour.

Arséniate de soude.....·............... 0 gr. 10
Sirop de quinquina.................⎰ää 200 gr.
Sirop de gentiane..................⎱

F. S. A. un sirop. Une à deux cuillerées à soupe par jour.

Sous-carbonate de fer..............⎰
Poudre de cannelle.................⎱ää 10 gr.
Poudre de rhubarbe................

F. S. A. une poudre. Une bonne pincée avant chacun des deux principaux repas.

Protoxalate de fer.... .... 0 gr. 15
Bicarbonate de soude................ 0 gr. 30

F. S. A. un cachet N° 10. Un cachet avant chacun des deux principaux repas.

Arséniate de soude..·............... 0 gr. 10
Vin de Kola........................... 1 litre.

Un verre à liqueur avant chacun des deux principaux repas.

Teinture de badiane.............⎰
Teinture de noix vomique........⎱ ää 10 gr.
Teinture de rhubarbe...........

Six à dix gouttes avant chacun des deux principaux repas.

Vin de quinquina, vin de gentiane, vin de Colombo. Un verre à Bordeaux avant les repas.

Teinture de noix vomique........... 1 gr.
Teinture de Kola.................... 2 gr.
Extrait mou de quinquina........... 15 gr.
Glycérine officinale.................⎰ää 150 cmc.
Sirop d'écorces d'oranges amères...⎱

Verser dans un litre, remplir avec du vieux vin rouge, agiter soigneusement, un verre à Bordeaux avant chacun des deux principaux repas.

Sirop d'hémoglobine.

Une cuillerée à soupe 3 fois par jour avant les repas.

Phosphate de soude effleuri ....
Poudre d'ergot fraîchement pulvé- } ãã 0 gr. 25
risée..............................

F. S. A. un cachet n° 50.

Un cachet à la fin de chacun des deux principaux repas, pendant trois semaines. Cesser une semaine et reprendre.

Phosphate de soude effleuri......... 25 gr.
Eau distillée........................ 250 cmc.

F. S. A. une solution dont on versera une cuillerée à soupe dans un demi verre d'eau sucrée auquel on ajoutera une cuillerée à café de :

Teinture d'ergot.................... 60 gr.
Sirop d'iodure de fer .... 500 cmc.

2 à 3 cuillerées à soupe chaque jour avant les repas.

Glycérophosphate de chaux......... } ãã 0 gr. 15
Glycérophosphate de fer...........

Pour un cachet N° 30.
Deux cachets par jour avant les repas.

Cacodylate ferrique................ 0 gr. 05
Eau distillée...................... 1 cmc.

F. S. A. une ampoule stérilisée N° 7.
Une ampoule par jour.

Protoxalate de fer................. 0 gr. 05
Ergot de seigle......... .... 0 gr. 02
Extrait de rhubarbe................ }
Extrait de gentiane................ } ãã Q. S.

F. S. A. une pilule n° 50. 2 à 4 pilules par jour avant les repas.

Arséniate de soude............... Un milligramme
Sulfate de strychnine... Cinq dixièmes de milligramme
Carbonate de potasse............. }
Sulfate de fer..................... } ââ 0 gr. 04
Excipient........................ .... Q. S.

F. S. A. une pilule n° 50. Une pilule avant chacun des deux principaux repas.

Teinture de mars tartarisée.........}
Liqueur de Fowler.................} ââ 5 gr.

Cinq à dix gouttes dans un peu d'eau avant chacun des deux principaux repas.

Cacodylate de strychnine............ 0 gr. 02
Eau distillée .... 1 cmc.

Pour une ampoule stérilisée N° 7.

Une injection par jour pendant 1 semaine.

Phosphate de soude.................. 3 gr.
Chlorure de sodium.................. 1 gr.
Sulfate de soude..................... 3 gr.
Eau distillée........................ 100 cmc.

Divisez et stérilisez en ampoule de 5 cmc.

Une ampoule tous les deux jours.

Phosphate de soude.................. 2 gr.
Eau distillée........................ 100 cmc.

Divisez et stérilisez en ampoules de 5 cmc.

Une ampoule tous les deux jours.

Table générale des Matières

Préface... 5
Avant-Propos... 7
Notions générales.. 9
   Examen clinique des organes génitaux de
   la femme... 9
   Métrorragies.. 17
   Leucorrhée.. 19

PREMIÈRE PARTIE
Organes génitaux externes

Vulve et Périnée.
   Vulvite... 23
      Vulvite aiguë... 25
      Vulvite au déclin....................................... 25
      Vulvite des enfants..................................... 27
   Eczéma de la vulve.. 28
      Traitement de l'état général............................ 28
      Traitement local de l'eczéma aigu....................... 29
      Traitement local de l'eczéma chronique.................. 30
   Herpès de la vulve.. 32
   Gale vulvaire... 36
   Poux du pubis... 39
   Prurit vulvaire... 40
   Coccygodynie.. 43
   Tumeurs de la vulve.
      Varices... 46
      Hématoses vulvo-vaginaux................................ 47
      Végétations... 49
      Fibromes et fibro-myomes................................ 50
      Lipomes... 51
      Kystes de la vulve...................................... 51
      Polypes de l'urèthre.................................... 52
      Cancer de la vulve...................................... 53
      Bartholinites. Kystes de la glande de Bartholin 55
   Leucoplasie de la vulve et du vagin......................... 59
   Œdème de la vulve... 60
   Esthiomène de la vulve...................................... 61
   Déchirures du périnée....................................... 63
      Déchirures récentes..................................... 64
      Déchirures anciennes.................................... 64
Vagin.
   Plaies de la vulve et du vagin.............................. 68
   Sténoses cicatricielles du vagin............................ 69
      Traitement en dehors de la grossesse.................... 70

Traitement pendant la grossesse 71
—   au moment du travail 71
Corps étrangers du vagin.................... 72
Vaginites.................................... 74
Vaginite des vierges et des petites filles 75
Vaginite sénile. Vaginite des femmes enceintes. 77
Vaginite blennorragique aiguë................. 78
Vaginite blennorragique chronique............ 83
Vaginisme................................... 86
Tumeurs du vagin.
Kystes du vagin............................. 94
Fibromes et Polypes du vagin................ 98
Tumeurs malignes du vagin.................. 99
Epithéliome du vagin........................ 100
Fistules vaginales.
Fistules urinaires........................... 104
Fistules vésico-vaginales................. 107
Fistules urétéro-vaginales..................... 109
Fistules vagino-urétrales...... 110
Fistules stercorales........................... 110
Fistules recto-vaginales....................... 110
Fistules entéro-vaginales....:................. 114
Cystites.
Cystite aiguë blennorragique.................. 117
Cystite chronique blennorragique.............. 119
Cystite des vieilles femmes................... 120
Cystite tuberculeuse.......................... 121
Cystite calculeuse............................ 123

DEUXIÈME PARTIE
Organes génitaux internes

Métrites.................................... 125
Traitement général des métrites............... 126
Métrite aiguë................................. 128
Métrite catarrhale............................ 130
Métrite du col............................... 134
Métrite hémorragique......................... 135
Métrite douloureuse chronique 137
Dysménorrhée membraneuse................... 139
Métrite chez les arthritiques.................. 140
Avortement.
Menace d'avortement.......................... 141
Avortement inévitable 143
Avortement incomplet......................... 143
Complications de l'avortement................. 145

Fibromes utérins 147
   Traitement médical ou symptomatique 150
   Traitement chirurgical palliatif 152
   Traitement chirurgical curatif 154
Fibromes et grossesse 159
   Conduite à tenir pendant la grossesse 160
      —   pendant le travail 161
      —   pendant les suites de couches. 162
Cancer de l'utérus ....
   Cancer du col 163
   Cancer du corps 171
Cancer et grossesse 173
Môle hydatiforme 174
Déviations de l'utérus 177
   Antéversion 178
   Antéflexion 182
   Rétroversion 186
   Rétroflexion 187
Prolapsus de l'utérus 199
Inversion de l'utérus 208
Atrésie du col de l'utérus 217
Sténose du col de l'utérus 219
Atrophie congénitale de l'utérus 222
Troubles de la menstruation 225
   Aménorrhée 225
   Dysménorrhée 232
Stérilité 239
Salpingo-ovarites 241
   Salpingo-ovarites aiguës catarrhales 242
   Salpingo-ovarites chroniques 247
   Salpingo-ovarites kystiques 250
   Salpingo-ovarites. Pelvi-péritonite 256
   Pelvi-péritonite séreuse 257
   Abcès pelviens 257
   Phlegmon du ligament large 258
   Cellulite pelvienne diffuse 264
   Salpingo-ovarites tuberculeuses 266
Kystes de l'ovaire 269
Kystes de l'ovaire et grossesse 280
Tumeurs solides de l'ovaire 285
   Tumeurs conjonctives 285
   Fibromes et fibro-myomes 285
   Sarcomes 286
   Tumeurs épithéliales 287
   Épithéliomes 287

Épithéliomes secondaires...................... 288
Tératomes.... 289
Tumeurs des trompes......... 290
Tumeurs conjonctives.......................... 290
Fibromes...................................... 290
Sarcomes 291
Tumeurs épithéliales.......................... 291
Papillomes.................................... 291
Carcinomes 291
Tumeurs des ligaments larges............... 293
Fibromes...................................... 293
Sarcomes...................................... 294
Kystes hydatiques............................. 294
Varicocèle.................................... 295
Tumeurs des ligaments ronds............... 298
Kystes.. 298
Fibromes...................................... 299
Tuberculose des voies génitales......... ... 301
Tuberculose de la vulve et du vagin........... 301
Tuberculose du col de l'utérus................ 303
Tuberculose du corps de l'utérus.............. 305
Hématocèle rétro-utérine...................... 308
Grossesse extra-utérine....................... 314

TROISIÈME PARTIE

Formulaire

Antiseptiques............................... 321
Pour injections vaginales..................... 321
Pour pansements vaginaux...................... 323
Poudres antiseptiques et dessiccatives........ 324
Antispasmodiques-Nervins................... 326
Caustiques 329
Douleurs pelviennes........................ 330
Origine nerveuse, congestive.................. 330
Origine neuro-arthritique..................... 331
Compliquées de migraines..................... 332
Origine ovarienne............................. 333
Origine utérine............................... 333
Hémostatiques. Métrorragies............... 334
Injections hypodermiques................... 337
Sérums.. 337
Injections médicamenteuses.................... 338
Laxatifs.................................... 346
Toniques.................................... 348

Table Alphabétique des Matières

A

Abcès pelviens.......... 257
Aménorrhée 225
Antéversion............ 178
Antéflexion 181
Antipyrine (injectable).. 338
Antiseptiques 321
Antispasmodiques....... 326
Apomorphine (injectable) 339
Arsenic (injectable)..... 342
Atrésie du col de l'utérus 217
Atrophie congénitale de
  l'utérus............. 223
Avortement (menace d'). 141
Avortement inévitable.. 143
Avortement incomplet.. 142
Avortement (complica-
  tions de l')......... 145

B

Bartholinites.......... 55

C

Caféine (injectable)..... 339
Camphre (injectable)... 339
Cancer de la vulve...... 53
  —   de l'utérus...... 163
  —   du col.......... 163
  —   du corps........ 171
Cancer et grossesse..... 173
Carcinomes des trompes 291
Caustiques (médicaments) 329

Cellulite pelvienne diffuse 264
Cocaïne (injectable)..... 340
Coccygodynie.......... 43
Cystite aiguë blennorra-
  gique............... 117
Cystite chronique blen-
  norragique 119
Cystite des vieilles femmes 120
Cystite tuberculeuse 121
Cystite calculeuse 123

D

Déchirures du périnée .. 63
  —   anciennes... 64
  —   récentes..... 64
Déviations de l'utérus... 177
Digitaline 340
Douleurs pelviennes 330
Dysménorrhée membra-
  neuse 139
Dysménorrh. menstruelle 232

E

Eczéma de la vulve..... 28
  —   aigu 29
  —   chronique 30
Epithéliome de l'ovaire . 287
Epithéliome du vagin... 100
Ergotine (injectable).... 340
Esthiomène de la vulve.. 61
Examen clinique des or-
  ganes génitaux de la
  femme 9

F

Fer (injectable)........ 3ļı
Fibromes utérins....... 147
— (traitement médical)............... 150
Fibromes (traitement chirurgical palliatif)..... 152
Fibromes (traitement chirurgical curatif)...... 154
Fibromes et grossesse... 159
Fibromes des ligaments ronds............... 299
Fibromes et fibro-myomes de la vulve.......... 50
Fibromes des ligaments larges.............. 293
Fibromes du vagin..... 98
— de l'ovaire.... 285
— des trompes.. 290
Fistules stercorales..... 110
— recto-vaginales. 110
— entéro-vaginales 110
— urinaires...... 104
— vésico-vaginales 107
— urétéro-vaginal. 109
— vagino-urétrales 110

G

Gale vulvaire.......... 36
Glycérophosphates (injectables)........... 3ļ2
Grossesse extra-utérine. 314
— et fibromes.. 159
— et cancer.... 1ç3
— et kystes de l'ovaire............. 280

H

Hématocèle rétro-utérine 308
Hématomes vulvo-vaginaux................ 47
Hémostatiques......... 334
Héroïne (injectable)..... 3ļı
Herpès de la vulve..... 32

I

Injections hypodermiq.. 337
Injections vaginales (antiseptiques pour)..... 321
Inversion de l'utérus.... 208

K

Kystes de l'ovaire...... 269
Kystes de l'ovaire et grossesse................ 280
Kystes des ligam. ronds 298
Kystes de la glande de Bartholin............ 55
Kystes de la vulve..... 51
Kystes hydatiques des ligaments larges...... 294

L

Laxatifs.............. 346
Leucoplasie de la vulve et du vagin.......... 59
Leucorrhée............ 1ç
Lipomes de la vulve.... 51

M

Menstruation (troubles de la)................. 225
Mercure (injectable).... 343
Métrites............. 125
Métrites (traitement général des)............ 126
Métrite aiguë.......... 128
— catarrhale...... 130
— du col......... 134
— hémorragique.. 135
— douloureuse chronique......... 137
— chez les arthritiques....... 140
Métrorragies........... 17
Métrorragies (hémostatiques)............. 334
Môle hydatiforme...... 174
Morphine............. 3ļı

N

Nervins................ 326

O

Œdème de la vulve..... 60

P

Pansements vaginaux... 323
Papillomes des trompes. 291
Pelvi-péritonite 256
    —   séreuse.. 257
Phlegmon du ligament
    large................ 258
Polypes de l'urèthre.... 52
    — du vagin....... 98
Poudres antiseptiques... 324
Poux du pubis.......... 39
Prolapsus de l'utérus ... 199
Prurit vulvaire......... 40

Q

Quinine (injectable)..... 344

R

Rétroflexion............ 186
Rétroversion........... 187

S

Salpingo-ovarites....... 241
Salpingo-ovarites aiguës
    catarrhales 242
Salpingo-ovarites chro-
    niques.............. 247
Salpingo-ovarites kysti-
    ques 250
Salpingo-ovarites tuber-
    culeuses............. 266
Sarcomes de l'ovaire.... 286
Sarcomes des trompes.. 291
Sarcomes des ligaments
    larges............... 294

Sérums hypodermiques . 337
Spartéine (injectable)... 345
Spéculum (Examen au).. 14
Sténose du col de l'utérus 219
Stérilité 239

T

Tératomes ovariens..... 289
Térébenthine (injectable) 345
Toucher rectal......... 16
Toucher vaginal........ 13
Tuberculose des voies gé-
    nitales............... 301
Tuberculose de la vulve
    et du vagin.......... 301
Tuberculose du col de
    l'utérus 303
Tuberculose du corps de
    l'utérus 305
Tumeurs des ligaments
    larges............... 293
Tumeurs des ligaments
    ronds 298
Tumeurs des trompes... 290
Tumeurs conjonctives des
    trompes 290
Tumeurs épithéliales des
    trompes............. 291
Tumeurs de la vulve.... 46
Tumeurs du vagin...... 94
Tumeurs malignes du va-
    gin 99
Tumeurs conjonctives de
    l'ovaire.............. 285
Tumeurs solides de l'ov. 285
Tumeurs épithéliales de
    l'ovaire.............. 287

V

Vaginites.............. 74
Vaginites des vierges et
    des petites filles...... 75
Vaginites séniles des fem-
    mes enceintes........ 77

Vaginites blennorragiques aiguës.......... 78
Vaginites blennorragiques chroniques...... 83
Vaginisme............. 86
Varices vulvaires....... 46
Végétations de la vulve. 49

Varicocèle des ligaments larges.............. 295
Vulvite................. 23
— aiguë............ 25
— au déclin....... 25
— des enfants.... 27

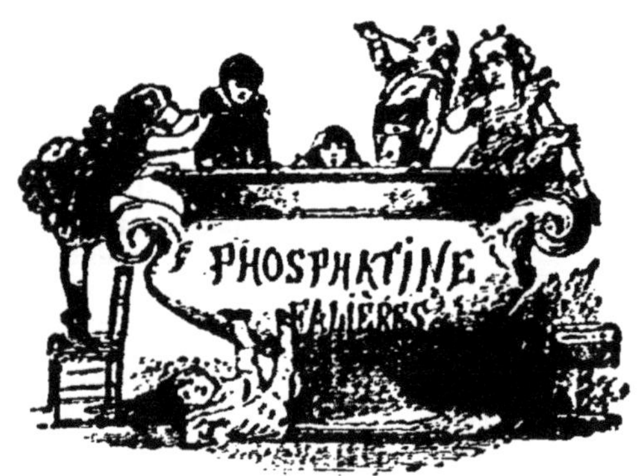

GRIMOUD. La lutte contre le cancer de l'utérus. Etat actuel de la question, in-8, avec 6 fig., 1901.	**4 fr.**

GUINEBERTIÈRE. Contribution à l'étude de l'ablation des tumeurs fibreuses de l'utérus, in-8, 1891.	**2 fr. 50**

HOVENT. Nouveaux traitements des maladies des femmes, in-18, 1907.	**1 fr.**

LUTAUD (A.), professeur libre de gynécologie, médecin adjoint de Saint-Lazare : **Manuel complet de gynécologie médicale et chirurgicale,** nouvelle édition entièrement refondue, contenant la technique opératoire complète et 607 fig., dans le texte, fort vol. grand in-8, 1900, broché.	**20 fr.**

Relié toile.	**22 fr.**

MÉRIEL. Documents gynécologiques, in-8, avec fig., 1909.	**6 fr.**

MONTPROFIT. Chirurgie des ovaires et des trompes, in-8, avec 260 fig., 1903.	**15 fr.**

OZENNE. De l'endométrie et de la métrite parenchymateuse infectieuse (étude clinique et thérapeutique), in-18, 1905.	**4 fr.**

PHOCAS. Etudes de gynécologie opératoire, in-8, 1899.	**4 fr.**

Curettage. Rétroflexion. Ovariotomie, grossesse extra-utérine et gémellaire, hystérectomie vaginale et abdominale, castration, prolapsus, etc.

PICHEVIN. Extirpation totale de l'utérus par la voie vaginale, 28 fig. origin., in-8, 1897.	**6 fr.**

PILLET. Guide clinique pour les maladies des voies urinaires à l'usage des Praticiens (interrogatoire, exploration, traitement) préface de M. le Pr Guyon), in-8, 1910, 9 pl., 145 fig.	**. 10 fr.**

STAPFER (H.). Traité de kinésithérapie gynécologique (système de Brandt). Nouvelle méthode de diagnostic et de traitement des maladies des femmes. Ouvrage contenant la traduction du **Livre de Brandt** et 135 figures, schémas et graphiques. Préface du Pr Pinard, in-8, 1897.	**12 fr.**

VAUCAIRE. Formulaire de Gynécologie et d'accouchements, thérapeutique, traitement des maladies des femmes (formules des professeurs et des médecins spécialistes), in-18, 3e édition revue et mise à jour, 1909, rel.	**5 fr.**

CONSULTATIONS ET FORMULAIRE

DE

THÉRAPEUTIQUE OBSTÉTRICALE

Par les Docteurs

P. RUDAUX,

Accoucheur des Hôpitaux de Paris

et P. CARTIER,

Chef de Laboratoire de la Faculté à la Maternité de Beaujon

Volume in-18 de 340 pages, année 1908. Prix : Relié, 4 fr. 50 ; net, 4 fr. — Broché, 3 fr. 50 ; net, 3 fr. Franco de port.

Indiquer au praticien la ligne de conduite à suivre dans les principaux cas se rapportant à l'obstétrique, soit en utilisant les moyens classiques, soit en recourant à des moyens de fortune, tel est le but de ce livre.

La distance qui sépare la pratique hospitalière de la pratique urbaine est considérable, nous nous en sommes tous rendu compte dans nos débuts professionnels. Le plus souvent, en effet, les praticiens sont obligés de tout organiser dans les milieux où ils pénètrent, aussi les auteurs ont jugé nécessaire d'entrer dans des questions de détail. Le médecin doit posséder les connaissances dès le jour où il exerce, et ne pas attendre de les acquérir par l'expérience.

Après avoir rappelé dans le style le plus concis la conduite à tenir pendant la grossesse, l'accouchement et les suites de couches normales, les auteurs ont envisagé les cas pathologiques ou dystociques qui se présentent en clinique obstétricale. Ils en ont exposé la thérapeutique en se rapprochant le plus possible de la forme « Consultations ».

Ils ont cru utile de terminer un livre de ce genre par un formulaire renfermant un grand nombre de formules applicables à la femme enceinte ou nouvellement accouchée.

Chemins de fer de Paris à Lyon

ET

à la Méditerranée

STATIONS THERMALES

desservies par le réseau P.-L.-M.

AIX-LES-BAINS — CHATEL-GUYON (Riom) — ÉVIAN-LES-BAINS — GENÈVE — MENTHON (Lac d'Annecy) — URIAGE (Grenoble) — ROYAT — SAINT-GERVAIS — THONON-LES-BAINS — VALS — VICHY, etc.

Billets d'aller et retour collectifs (*de famille*), 1re, 2e et 3e classes, valables 33 jours avec faculté de prolongation, délivrés du 1er Mai au 15 Octobre, dans toutes les gares du réseau P.-L.-M., aux familles d'au moins trois personnes voyageant ensemble.

Minimum de parcours simple : 150 kilomètres.

PRIX : Les deux premières paient le tarif général, la 3e personne bénéficie d'une réduction de 50 0/0, la 4e et les suivantes d'une réduction de 75 0/0.

Arrêts facultatifs aux gares de l'itinéraire.

Demander les billets (individuels ou collectifs) quatre jours à l'avance à la gare de départ.

NOTA. — Il peut être délivré à un ou plusieurs voyageurs inscrits sur un billet collectif de stations thermales et en même temps que ce billet, une carte d'identité sur la présentation de laquelle le titulaire sera admis à voyager isolément (sans arrêt), à moitié prix du tarif général, pendant la durée de la villégiature de la famille entre le point de départ et le lieu de destination mentionné sur le billet collectif.

Chemins de fer de l'Ouest-Etat

PARIS A LONDRES

viâ Rouen, Dieppe et Newhaven

par la gare Saint-Lazare

Services rapides de jour et de nuit tous les jours
(*dimanches et fêtes compris*) et toute l'année

Trajet de jour en 8 heures 1/2 (1re et 2e classes seulement)

GRANDE ÉCONOMIE

Billets simples valables pendant 7 jours : 1re classe, 48 fr. 25 ; 2e cl., 35 fr. ; 3e cl., 23 fr. 25.

Billets d'aller et retour valables pendant un mois : 1re cl., 82 fr. 75 ; 2e cl., 58 fr. 75 ; 3e cl., 41 fr. 50.

Ces billets donnent le droit de s'arrêter, sans supplément de prix, à toutes les gares situées sur le parcours.

Départs de Paris Saint-Lazare, 10 h. 20 matin et 9 h. 20 soir.

Arrivées à Londres : London-Bridge, 7 h. soir et 7 h. 30 matin ; Victoria, 7 h. soir et 7 h. 30 matin.

Départs de Londres : London Bridge, 10 h. matin et 9 h. 10 soir ; Victoria, 10 h. matin et 9 h. 10 soir.

Arrivées à Paris-St-Lazare, 6 h. 41 soir et 7 h. 05 matin.

Les trains du service de jour entre Paris et Dieppe, et vice-versa, comportent des voitures de 1re classe et de 2e classe à couloir avec W.C. et toilette, ainsi qu'un Wagon-Restaurant ; ceux du service de nuit comportent des voitures à couloir des trois classes avec W.C. et toilette. La voiture de 1re classe à couloir des trains de nuit comporte des compartiments à couchettes (supplément de 5 fr. par place). Les couchettes peuvent être retenues à l'avance aux gares de Paris et de Dieppe moyennant une surtaxe de 1 fr. par couchette.

La Compagnie de l'Ouest-Etat envoie franco sur demande affranchie adressée au Service de la Publicité, 20, Rue de Rome, à Paris, un bulletin spécial du service de Paris à Londres.

HORMONOTHÉRAPIE
THYROÏDINE
PRIVÉE DES TOXO LIPOÏDES & DES TOXO-LEUCOMAÏNES
NON TOXIQUE · MAXIMUM D'ACTIVITE
PAS D'ACTION SUR LE CŒUR
THYRATOXINE
BYLA
TOUTES LES INDICATIONS DE LA THYROIDINE
SANS LES INCONVÉNIENTS DE CELLE CI
En Flacon de 80 Tablettes dosées à 0 gr. 025
PRIX 8 FR.
ECHANTILLON & LITTÉRATURE AU CORPS MÉDICAL
LES ÉTABLISSEMENTS BYLA JEUNE
A GENTILLY (Seine)
LABORATOIRES AUTORISÉS PAR LE GOUVERNEMENT
POUR LA PRÉPARATION DES MÉDICAMENTS ORGANIQUES

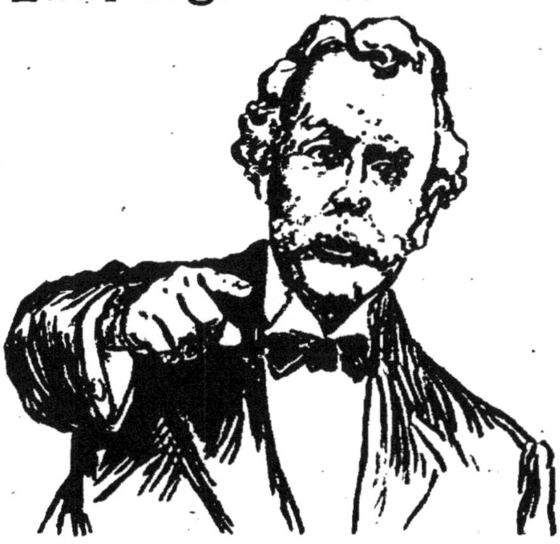
HUNYADI JÁNOS
dite EAU DE JANOS
Eau Purgative Naturelle
Le Purgatif des Familles
Dose Laxative   1 verre   le matin
Dose Purgative 2 verres   à jeun
Pour Enfants : Quantité Proportionnellement
moindre avec ou sans addition de lait
Exiger le nom :
Andreas SAXLEHNER Budapest

CONSULTATIONS ET FORMULAIRE

DE

THÉRAPEUTIQUE OBSTÉTRICALE

PAR

Les Drs RUDAUX

ACCOUCHEUR DES HOPITAUX DE PARIS

ET

CARTIER

CHEF DE LABORATOIRE

de la Faculté de Médecine à l'Hôpital de Beaujon

———

Volume de 340 pages in-18. — Année 1908.
Prix : relié 4 fr. 50 ; net : 4 fr., franco de port.

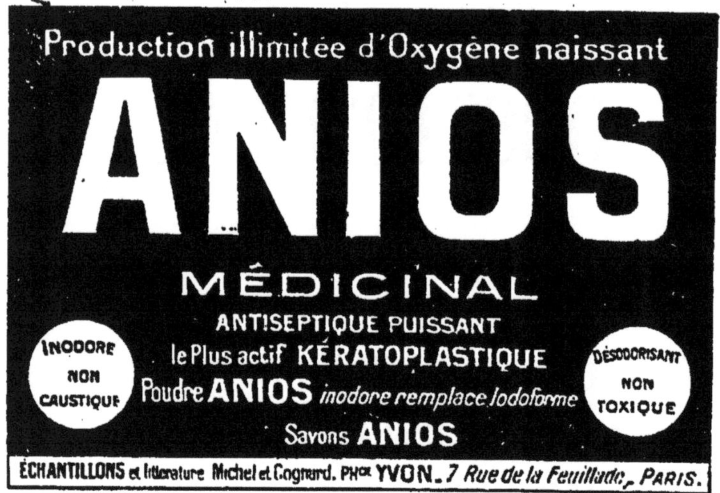

Production illimitée d'Oxygène naissant
ANIOS
MÉDICINAL
ANTISEPTIQUE PUISSANT
le Plus actif KÉRATOPLASTIQUE
Poudre ANIOS inodore remplace Iodoforme
Savons ANIOS
INODORE NON CAUSTIQUE
DÉSODORISANT NON TOXIQUE
ÉCHANTILLONS et littérature Michel et Cognard. PHcn YVON_7 Rue de la Feuillade, PARIS.

Collection des Ouvrages
"CONSULTATIONS ET FORMULAIRE"

Année 1908. – Consultations et Formulaire de Thérapeutique obstétricale, par les Docteurs P. Rudaux, accoucheur des hôpitaux de Paris, et P. Cartier, chef de laboratoire de la Faculté de Médecine à la Maternité de Beaujon. Vol. 340 pages, in-18. Prix : relié 4 fr. 50, net 4 fr. ; broché 3 fr. 50, net 3 fr. (franco de port).

Année 1910. – Consultations et Formulaire de Thérapeutique infantile, par le Docteur M. Deguy, ancien interne des hôpitaux de Paris, ancien chef de laboratoire à l'hôpital des Enfants malades. Vol. 554 pages, in-18. Prix : relié 7 fr., net 6 fr. 25 ; broché 6 fr., net 5 fr. 25 (franco de port).

Année 1910. – Consultations et Formulaire de Thérapeutique gynécologique, par le Docteur A. Sénéchal, chirurgien-adjoint de la Maison départementale de la Seine. Vol. 360 pages in-18 Prix : relié 5 fr., net 4 fr. 50 ; broché 4 fr., net 3 fr. 50 (franco de port).

A PARAITRE :

Consultations et Formulaire de Thérapeutique oto-rhino-laryngologique, par le Docteur A. Bourgeois, oto-rhino-laryngologiste des Hôpitaux de Paris.

Consultations et Formulaire de Thérapeutique médicale (*Cœur-Vaisseaux-Reins*), par le Docteur G. E. Papillon, ancien interne des hôpitaux de Paris, ancien médecin consultant de l'hôpital Lariboisière.

MÉMENTO THÉRAPEUTIQUE

ET

FORMULAIRE PHARMACEUTIQUE

DES

MALADIES INFANTILES

par le Docteur Henri GILLET,

Ancien Interne des Hôpitaux de Paris

Volume in-18 de 300 pages, année 1907. — Prix : Relié 4 fr. 75 ; net, 4 fr. 25. — Broché : 3 fr. 75 ; net, 3 fr. 25. — Franco de port.

Les chapitres se déroulent suivant la classification pathologique habituelle : maladies générales d'abord, affections des divers appareils et affections spéciales ensuite ; mais les matières dans chaque chapitre se rangent par ordre alphabétique.

La table des matières, très détaillée, aussi par lettres alphabétiques, permet de trouver tout de suite le renseignement désiré.

Le praticien y trouvera un guide utile à consulter.

INSTRUCTIONS POUR L'EMPLOI

DE LA

PARATOXINE

de M. le Professeur LEMOINE, de Lille

L'emploi de la Paratoxine est sans aucun inconvénient, mais son action est d'autant plus efficace que les doses sont mieux appropriées au cas de chaque malade.

Les hautes doses sont, en général, inutiles. Ce dosage de la Paratoxine est le point le plus délicat du traitement ; il doit être approprié à l'état du malade, car, selon qu'il est plus ou moins bien fait, les résultats sont plus ou moins concluants. La dose moyenne chez un adulte présentant une tuberculose du poumon au second degré, avec peu de température, est d'une à trois ampoules d'un centimètre cube par jour.

Une légère élévation thermique est fréquente une heure après l'injection, elle ne dépasse pas quelques dixièmes, il n'y a pas à s'en inquiéter.

La première série d'injections doit durer un à deux mois et, plus exactement, on ne doit les suspendre que lorsque l'amélioration des signes stéthoscopiques est manifeste. Quand les injections sont faites tous les deux jours, il est bon de donner trois pilules, une avant chaque repas, les jours intercalaires. Les périodes pendant lesquelles on cesse les injections sont de durée variable, quinze à trente jours environ, courtes chez les sujets qui engraissent peu, plus longues chez ceux dont l'embonpoint revient vite. Chez les uns comme chez les autres, l'emploi des pilules est indiqué pendant ces périodes.

La Paratoxine réussit bien chez les *tuberculeux*, mais mal chez les *phtisiques*, c'est-à-dire chez les sujets émaciés et décharnés. Chez ces derniers, les injections sont douloureuses et excitantes, les pilules sont préférables à la dose de 3 à 6 par jour, une heure avant les repas.

La Paratoxine employée en pilules donne les mêmes résultats qu'en injections, mais avec beaucoup plus de lenteur. Dans les cas de diarrhée tuberculeuse, il faut élever les doses et donner soit 10 pilules par jour, soit deux ampoules de *Paratoxine B* par la voie buccale, dans de l'eau sucrée ou aromatisée avec de la menthe.

Des guérisons de lupus du nez ont été obtenues par les pulvérisations dans le nez de *Paratoxine B*. Employer également celle-ci pour les lupus de la peau et les abcès, plaies et fistules tuberculeux. Faire en même temps que ce traitement externe un traitement interne par pilules ou injections.

Dans les laryngites, les injections intra-laryngées doivent être faites tous les jours ou tous les deux jours selon les cas.

Chez les enfants au-dessous de 12 ans, les doses doivent être moitié de ce qu'elles sont chez les adultes, sauf exceptions.

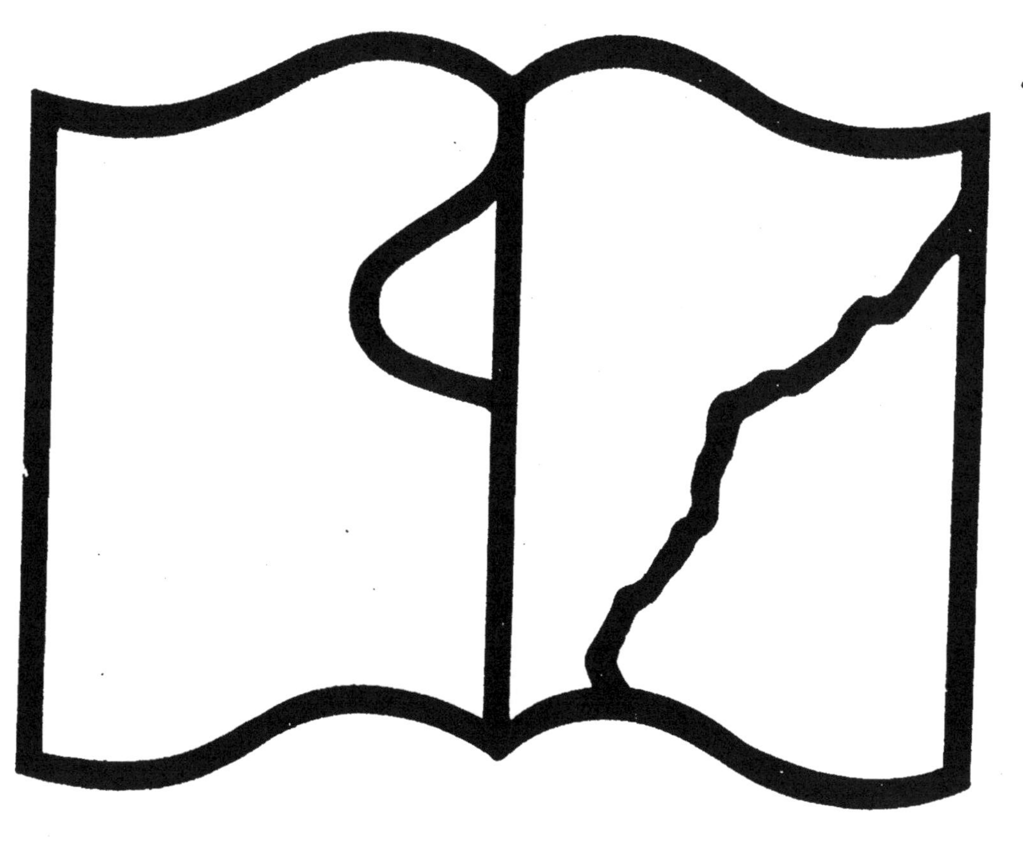

Texte détérioré — reliure défectueuse

NF Z 43-120-11

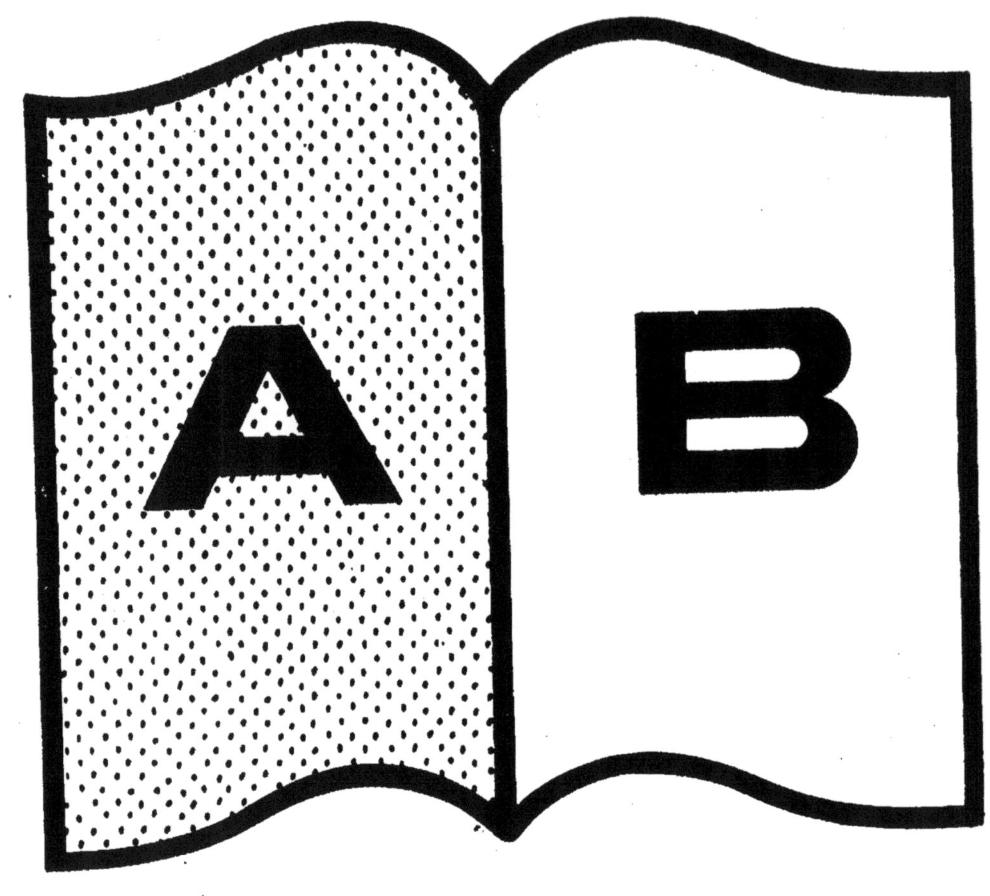

Contraste insuffisant

NF Z 43-120-14